班组安全行丛书

职业卫生知识

（第三版）

张龙连　崔云杰　主编

U0338443

中国劳动社会保障出版社

图书在版编目（CIP）数据

职业卫生知识/张龙连，崔云杰主编. -- 3 版. -- 北京：中国劳动社会保障出版社，2023

（班组安全行丛书）

ISBN 978-7-5167-6142-7

Ⅰ.①职…　Ⅱ.①张…②崔…　Ⅲ.①劳动卫生-基本知识　Ⅳ.①R13

中国国家版本馆 CIP 数据核字（2023）第 229196 号

中国劳动社会保障出版社出版发行

（北京市惠新东街 1 号　邮政编码：100029）

*

三河市华骏印务包装有限公司印刷装订　新华书店经销

880 毫米×1230 毫米　32 开本　8 印张　180 千字

2023 年 12 月第 3 版　　2023 年 12 月第 1 次印刷

定价：**28.00** 元

营销中心电话：400-606-6496

出版社网址：http://www.class.com.cn

《职业卫生知识（第三版）》
编　委　会

主　编　张龙连　崔云杰

副主编　凌颖蕾　王　娜　林　英

编　者（按姓氏笔画排序）

　　　　王　娜　白　璐　刘丽霞　许大江　李海月

　　　　吴　丹　张龙连　林　英　姚盛英　贾　佳

　　　　凌颖蕾　唱　斗　崔云杰　韩书进

内容简介

本书以问答的形式讲述了职业卫生知识，内容包括职业卫生基础知识，常见生产行业主要职业病危害因素和职业病，粉尘与尘肺病，毒物与职业中毒，物理因素所致职业病，职业性肿瘤、传染病及其他职业病，劳动防护用品及其使用，职业病防治法律法规知识八部分。

本书叙述简明扼要，内容通俗易懂，可作为班组安全生产教育培训的教材，也可供从事安全生产工作的有关人员参考、使用。

前言

班组是企业最基本的生产组织，是实际完成各项生产工作的部门，始终处于安全生产的第一线。班组的安全生产，对于维持企业正常生产秩序，提高企业效益，确保职工安全健康和企业可持续发展具有重要意义。据统计，在企业的伤亡事故中，绝大多数属于责任事故，而90％以上的责任事故又发生在班组。可以说，班组平安则企业平安，班组不安则企业难安。由此可见，班组的安全生产教育培训直接关系企业整体的生产状况乃至企业发展的安危。

为适应各类企业班组安全生产教育培训的需要，中国劳动社会保障出版社组织编写了"班组安全行丛书"。该丛书自出版以来，受到广大读者朋友的喜爱，成为他们学习安全生产知识、提高安全技能的得力工具。其间，我社对大部分图书进行了改版，但随着近年来法律法规、技术标准、生产技术的变化，不少读者通过各种渠道给予意见反馈，强烈要求对这套丛书再次进行改版。为此，我社对该丛书重新进行了改版。改版后的丛书共包括17种图书，具体如下：

《安全生产基础知识（第三版）》《职业卫生知识（第三版）》《应急救护知识（第三版）》《个人防护知识（第三版）》《劳动权益与工伤保险知识（第四版）》《消防安全知识（第四版）》《电气安全知识（第三版）》《危险化学品作业安全知识》《道路交通运输安全知识（第二版）》《金属冶炼安全知识（第二版）》《焊接安全知识

（第三版）》《起重安全知识（第二版）》《高处作业安全知识（第二版）》《有限空间作业安全知识（第二版）》《锅炉压力容器作业安全知识（第二版）》《机加工和钳工安全知识（第二版）》《企业内机动车辆安全知识（第二版）》。

该丛书主要有以下特点：一是具有权威性。丛书作者均为全国各行业长期从事安全生产、劳动保护工作的专家，既熟悉安全管理和技术，又了解企业生产一线的情况，所写内容准确、实用。二是针对性强。丛书在介绍安全生产基础知识的同时，以作业方向为模块进行分类，每分册只讲述与本作业方向相关的知识，因而内容更加具体、更有针对性。班组可根据实际需要选择相关作业方向的分册进行学习。三是通俗易懂。丛书以问答的形式组织内容，而且只讲述最常见、最基本的知识和技术，不涉及深奥的理论知识，因而适合不同学历层次的读者阅读使用。

该丛书按作业内容编写，面向基层，面向大众，注重实用性，紧密联系实际，可作为企业班组安全生产教育培训的教材，也可供从事安全生产工作的有关人员参考、使用。

目录

Ⅲ

V

VI

第六部分　职业性肿瘤、传染病及其他职业病 ……… （181）

IX

XI

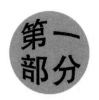 职业卫生基础知识

1. 什么是职业卫生?

职业卫生（又称"职业健康"）以劳动者和作业环境为对象，旨在创造安全、卫生和高效的作业环境，保护劳动者健康，促进国民经济可持续发展。其核心是从卫生学观点出发，着重研究劳动条件对劳动者健康影响的规律。因此，职业卫生实际上是指为预防和控制劳动者在各种职业活动中因接触职业病危害因素所导致的健康损害或者疾病，从法律保障、组织管理、工作场所、技术设备、劳动保护以及医疗服务等不同层面所采取的综合性措施。

早在 1994 年，世界卫生组织（WHO）就提出"人人享有职业卫生保健"的口号。2006 年 6 月，世界卫生组织在"劳动者健康宣言"中指出，职业卫生的目标是使劳动者在身体上、精神上以及社会活动中有高度的幸福感，防止不良的工作条件使劳动者失去健康，保护劳动者免受工作中有害因素的伤害，使劳动者在生理、心理等方面能够更好地适应工作。因此，职业卫生是人类健康的一个组成部分，是人人享有的基本权利。

职业卫生基本工作包括 3 个层面：①工作场所职业病危害因素控制；②劳动者职业健康监护；③职业病病人诊治、康复和伤残保障。

2. 什么是职业病？什么是法定职业病？

职业病是接触职业病危害因素后对人体健康影响的具体体现。通常，健康人体对职业病危害因素的作用有一定抵抗和代偿能力，只有当职业病危害因素作用于人体的强度和时间超出人体的代偿能力时，才会导致功能性或器质性改变，出现相应临床症状，进而影响劳动能力。

《中华人民共和国职业病防治法》（以下简称《职业病防治法》）规定，职业病是指企业、事业单位和个体经济组织等用人单位的劳动者在职业活动中，因接触粉尘、放射性物质和其他有毒、有害因素而引起的疾病。

各个国家根据其社会制度、经济条件和诊断技术水平，以法律形式规定的职业病，称为法定职业病。

3. 为什么制定《职业病防治法》？

为了预防、控制和消除职业病危害，防治职业病，保护劳动者健康及其相关权益，促进经济社会发展，根据宪法制定了《职业病防治法》。该法于2001年10月27日经第九届全国人民代表大会常务委员会第二十四次会议正式审议通过，自2002年5月1日起施行。

随着时代的发展和变化，该法分别在2011年、2016年、2017年和2018年进行了4次修正。该法适用于中华人民共和国领域内的职业病防治活动。

4. 《职业病防治法》的主要内容有哪些？

（1）《职业病防治法》的立法目的是预防、控制和消除职业病危害，防治职业病，保护劳动者健康及其相关权益，促进经济社会发展。同时，该法提出了职业病防治工作坚持"预防为主、防治结合"的方针，明确了"用人单位负责、行政机关监管、行业自律、职工参与和社会监督"的机制，并提出职业病防治实施"分类管理、综合治理"。

（2）"前期预防"部分规定了产生职业病危害的用人单位，其工作场所应当符合的基本职业卫生要求，并提出了职业病危害项目申报、建设项目职业病防护设施"三同时"管理以及放射性、高毒、高危粉尘等作业的特殊管理要求。

（3）"劳动过程中的防护与管理"部分详细规定了用人单位在生产运营过程中应当采取的各项职业病防治措施，涵盖了综合管理、工作场所管理、作业管理和劳动者健康管理等内容要求。该部分具体包括建立健全管理机构和人员，制订职业病防治计划、管理制度、实施方案和操作规程，开展职业卫生培训，保障职业病防治所需资金投入，加强工艺、技术、设备和材料管理，实施职业病危害警示和告知管理，加强工作场所职业病危害工程防护、应急救援设施管理，规范劳动合同和职业病危害作业管理，开展职业病危害因素监测和组织实施职业健康监护等，以及对职业病防治相关责任主体的责权要求。

（4）"职业病诊断与职业病病人保障"部分规定了承担职业病诊断的医疗卫生机构应当具备的条件、职业病诊断鉴定委员会设置的基本要求、职业病诊断、鉴定的基本程序、原则、资料提供、举证与相关争议解决方式等要求，职业病报告、统计，以及职业病病人待遇和保障等内容。

（5）"监督检查"部分规定了职业卫生监督管理部门依法履行监督检查职责的权责、执法要求及人员、队伍能力建设要求等。

（6）"法律责任"部分规定了用人单位等职业病防治责任主体违反《职业病防治法》时，相关违法行为对应的法律责任要求。

（7）"附则"部分规定了《职业病防治法》相关用语的含义，以及该法第二条规定的用人单位以外的单位、劳务派遣用工单位、中国人民解放军执行该法的相关要求等。

5. 什么是职业病危害因素？

职业病危害因素是指存在于工作场所或者与特定职业相伴随，对从事该职业活动的劳动者可能造成健康损害或者影响的化学性、物理性和生物性等因素。

根据国家卫生计生委、人力资源社会保障部、安全监管总局和全国总工会联合印发的《职业病危害因素分类目录》（国卫疾控发〔2015〕92号）的规定，职业病危害因素共有6类459种，见表1-1。

表1-1　　　　　　　　　　职业病危害因素分类

序号	类别	职业病危害因素举例
1	粉尘	包括矽尘、煤尘、石墨粉尘、电焊烟尘等，共52种
2	化学因素	包括铅、汞、锰、镉、磷、砷及其化合物，以及一氧化碳、氯气、苯、汽油、三氯乙烯等，共375种
3	物理因素	包括高温、噪声、高气压、低气压、振动等，共15种
4	放射性因素	包括密封放射源产生的电离辐射等，共8种
5	生物因素	包括炭疽芽孢杆菌、森林脑炎病毒、布鲁氏菌等，共6种
6	其他因素	包括金属烟、井下不良作业条件和刮研作业，共3种

6. 职业病危害因素的来源有哪些？

职业病危害因素来源于生产过程、劳动过程和作业环境。

（1）生产过程中的职业病危害因素包括以下 3 种：

1）化学因素。在生产中接触的原料、中间产品、成品以及废气、废水、废渣中的化学毒物可对健康产生损害。化学毒物以粉尘、烟尘、雾、蒸气或气体的形态散布于车间空气中，主要经呼吸道进入体内，还可以经皮肤、消化道进入体内。有毒物质如铅、汞、氯气等，粉尘如矽尘、煤尘等。

2）物理因素。物理因素包括异常气象条件（如高温、低温）、异常气压（如高气压、低气压）、噪声、振动、非电离辐射（如紫外线、红外线）、电离辐射（如 X 射线、γ 射线）等。

3）生物因素。生物因素指生产原料和作业环境中存在的致病微生物或寄生虫，如炭疽芽孢杆菌、布鲁氏菌，以及生物病原物（如艾滋病病毒）等。

（2）劳动过程中的职业病危害因素。劳动过程是指生产中为完成某项生产任务而进行的各种操作的总和，主要涉及劳动强度、劳动组织及其方式等。劳动过程中的职业病危害因素如下：

1）劳动组织和制度不合理，劳动作息制度不合理等。

2）精神（心理）性职业紧张，如机动车驾驶。

3）劳动强度过大或生产定额不当，如安排的作业与生理状况不相适应等。

4）个别器官或系统过度紧张，如视力紧张、发音器官过度紧张等。

5）长时间处于不良体位、姿势或使用不合理的工具等。

6）不良的生活方式，如吸烟或过量饮酒、缺乏体育锻炼等。

（3）生产环境中的职业病危害因素。生产环境是指劳动者操作、观察、管理生产活动所处的外环境，涉及作业场所建筑布局、卫生防护、安全条件和设施等有关因素。生产环境中常见的职业病危害因素如下：

1）自然环境中的因素，如高原环境的低气压、矿井深层的高温高湿等。

2）厂房建筑或布局不合理，不符合职业卫生标准，如通风不良、采光照明不足等。

3）不合理生产过程或不当管理所致环境污染。

在实际生产场所和工作过程中，往往同时存在多种危害因素，对劳动者的健康产生联合作用，加剧对劳动者的健康损害。

6

7. 如何了解工作场所中存在的职业病危害因素？

劳动者可以通过以下途径了解工作场所中存在的职业病危害因素种类和性质：

（1）通过劳动合同了解。《职业病防治法》第三十三条规定，用人单位与劳动者订立劳动合同（含聘用合同）时，应当将工作过程中可能产生的职业病危害及其后果、职业病防护措施和待遇等如实告知劳动者，并在劳动合同中写明，不得隐瞒或者欺骗。

（2）通过公告栏了解。《职业病防治法》第二十四条规定，产生职业病危害的用人单位，应当在醒目位置设置公告栏，公布有关职业病防治的规章制度、操作规程、职业病危害事故应急救援措施和工作场所职业病危害因素检测结果。

（3）通过职业病危害警示标识、中文警示说明、告知卡了解。《职业病防治法》第二十四条规定，对产生严重职业病危害的作业岗位，应当在其醒目位置，设置警示标识和中文警示说明（相关示例见表1-2）。警示说明应当载明产生职业病危害的种类、后果、预防以及应急救治措施等内容。

表 1-2　　　　　　　　　　中文警示说明示例

甲醛

分子式：HCHO　　　　相对分子质量：30.03

理化特性	常温为无色、有刺激性气味的气体，沸点为-19.5 ℃，能溶于水、醇、醛，其水溶液称福尔马林，杀菌能力极强。15 ℃以下易聚合，置于空气中氧化为甲酸
可能产生的危害后果	低浓度甲醛蒸气对眼、上呼吸道黏膜有强烈刺激作用，高浓度甲醛蒸气对中枢神经系统有毒性作用，可引起中毒性肺水肿 主要症状：眼痛流泪、喉痒及胸闷、咳嗽、呼吸困难、口腔溃疡、上腹痛、吐血、眩晕、恐慌不安、步态不稳甚至昏迷。皮肤接触可引起皮炎，有红斑、丘疹、瘙痒、组织坏死等症状
职业病危害防护措施	①使用甲醛设备应密闭，不能密闭的应加强通风排毒 ②注意个人防护，穿戴劳动防护用品 ③遵守安全操作规程
应急救治措施	①撤离现场，移至新鲜空气处，吸氧 ②皮肤黏膜损伤后，立即用2%的碳酸氢钠（$NaHCO_3$）溶液或大量清水冲洗 ③立即与医疗急救单位联系抢救

《职业病防治法》第二十八条规定，向用人单位提供可能产生职业病危害的设备的，应当提供中文说明书，并在设备的醒目位置设置警示标识和中文警示说明。警示说明应当载明设备性能、可能产生的职业病危害、安全操作和维护注意事项、职业病防护以及应急救治措施等内容。

《职业病防治法》第二十九条规定，向用人单位提供可能产生职业病危害的化学品、放射性同位素和含有放射性物质的材料的，产品包装应当有醒目的警示标识和中文警示说明。

《用人单位职业病危害告知与警示标识管理规范》（安监总厅安健〔2014〕111号）第十六条规定，对产生严重职业病危害的作业岗位，除设置警示标识外，还应当在其醒目位置设置职业病危害告知卡。告知卡应当标明职业病危害因素名称、理化特性、健康危害、接触限值、防护措施、应急处理及急救电话、职业病危害因素检测结果及检测时间等。职业病危害告知卡示例如图1-1所示。

职业危害告知卡		
苯 Benzene	**健康危害** 可吸入、经口和皮肤进入人体，大剂量可致死；高浓度可引起嗜睡、眩晕、头痛、心跳加快、震颤、意识障碍和昏迷等，经口还会引起恶心、胃肠刺激和痉挛等；长期接触会引起贫血、易出血、易感染，严重时会引起白血病和造血器官癌症。	**理化特性** 不溶于水；遇热、明火，易燃烧爆炸。
当心中毒	**应急处理** 急性中毒：立即脱离现场至空气新鲜处，脱去污染的衣物，用肥皂水或清水清洗污染的皮肤。 立即与医疗急救单位联系。	
	注意防护	
急救电话：120	职业卫生咨询电话：010-36360000	
检测结果：	接触限值：	检测点：
检测时间： 年 月 日	检测机构：	

图1-1 职业病危害告知卡示例

（4）通过设备和化学品说明书了解。《职业病防治法》第二十八条规定，向用人单位提供可能产生职业病危害的设备的，应当提供中文说明书。第二十九条规定，向用人单位提供可能产生职业病危害的化学品、放射性同位素和含有放射性物质的材料的，应当提供中文说明书。

（5）通过职业卫生培训了解。《职业病防治法》第三十四条规定，用人单位应当对劳动者进行上岗前的职业卫生培训和在岗期间的定期职业卫生培训，普及职业卫生知识，督促劳动者遵守职业病防治法律、法规、规章和操作规程，指导劳动者正确使用职业病防护设备和个人使用的职业病防护用品。劳动者应当学习和掌握相关的职业卫生知识，增强职业病防范意识，遵守职业病防治法律、法规、规章和操作规程，正确使用、维护职业病防护设备和个人使用的职业病防护用品，发现职业病危害事故隐患应当及时报告。

8. 职业病危害因素与职业病的关系？

职业病危害因素是导致职业病发病的关键因素，但劳动者是否发病还取决于以下主要条件：

（1）危害因素本身的性质。职业病危害因素的理化性质和作用部位与职业病的发生密切相关。例如，汽油和二硫化碳具有明显的脂溶性，首先损害神经系统。

（2）危害因素作用于人体的量。物理和化学因素对人的危害都与量有关。《工作场所有害因素职业接触限值　第 1 部分：化学有害因素》（GBZ 2.1—2019）和《工作场所有害因素职业接触限值　第 2 部分：物理因素》（GBZ 2.2—2007）分别规定了化学有害因素和物理因素在工作场所的职业接触限值。有些危害因素能在体内蓄积，少量和长期接触也可能引起职业性损害，导致职业病的发生。

（3）劳动者个体易感性。人体对危害因素的防御和清除能力是有差异的。人体停止接触某些危害因素后，该危害因素对身体造成的影响会逐渐减小甚至消失，但抵抗力或身体条件较差的人员，其解毒和排毒功能较弱，更易受到损害。

（4）职业病的病因具有特异性。例如，接触含有游离二氧化硅粉尘的劳动者更容易罹患矽肺病。接触噪声早期可引起听力下降，如持续不间断地接触，可导致噪声聋。另外，职业病病因大多可以检测，一般有接触—反应（剂量—反应）关系。

9. 什么是职业病危害因素检测？

职业病危害因素检测是指对劳动者在工作场所接触的职业病危害因素按照国家规定的方法，进行采样、测定、测量和分析计算的工作过程。具体来讲，职业病危害因素检测就是使用采样设备和检测仪器，识别、检测与鉴定工作场所中的职业病危害因素，掌握其性质、浓度或强度及其在工作场所的分布情况，评价工作场所和劳动条件是否符合《工作场所有害因素职业接触限值 第1部分：化学有害因素》（GBZ 2.1—2019）和《工作场所有害因素职业接触限值 第2部分：物理因素》（GBZ 2.2—2007）等标准要求，也称为"合规性"检测，可为用人单位采取有针对性的防控措施、保护劳动者职业健康提供数据和依据。职业病危害因素检测包括以下3类：

（1）评价检测。评价检测是指技术服务机构受委托开展建设项目职业病危害预评价、职业病危害控制效果评价和用人单位职业病危害现状评价进行的检测。评价检测适用于新建、改建、扩建和技术改造、技术引进项目（统称"建设项目"）的职业病危害预评价、建设项目职业病危害控制效果评价等，为职业病危害源头控制提供依据。

（2）定期检测。定期检测是指用人单位按照法律、法规的有关规定，每年至少委托技术服务机构对其存在职业病危害因素的工作场所进行一次全面检测，目的是了解工作场所职业病危害现状，为职业病危害评价和治理提供依据。

（3）事故性检测。事故性检测适用于工作场所发生职业病危害事故时进行的紧急采样监测，以掌握事故发生的规律，为制定事故预防和控制措施提供科学依据。

用人单位应当按照《职业病防治法》的有关规定，建立职业病危害因素定期检测制度，检测与评价结果应存入职业卫生档案，工作场所存在职业病目录所列职业病的危害因素的，应及时向所在地职业卫生监督部门申报危害项目；向劳动者公示，公示内容包括检测地点、检测日期、检测项目、检测结果、职业接触限值、评价结果等。

10. 什么是职业接触限值（OELs）？

职业接触限值（OELs）是指劳动者在职业活动过程中长期反复接触某种或多种职业病危害因素，对绝大多数接触者的健康不引起不良健康效应的容许接触水平，通常分为化学有害因素职业接触限值及物理因素职业接触限值。

（1）化学有害因素职业接触限值。化学有害因素以其在空气中的质量浓度表示，即每立方米空气中所含危害因素的质量（mg/m^3）。化学有害因素职业接触限值分为以下 3 类：

1）时间加权平均容许浓度（PC-TWA）。该浓度是指以时间为权数规定的 8 h 工作日、40 h 工作周的平均容许接触浓度。也可以理解为所测得的危害因素浓度被平均到一个正常 8 h 工作日或一个 40 h 工作周中，即在工作日中需有低于限值的相应补偿时间。

2）短时间接触容许浓度（PC-STEL）。该浓度是指在实际测得的 8 h 工作日、40 h 工作周平均接触浓度遵守 PC-TWA 的前提下，容许劳动者短时间（15 min）接触的加权平均浓度。一般，PC-STEL 限值要高于 PC-TWA 限值。

3）最高容许浓度（MAC）。该浓度是指在一个工作日内，任何时间、工作地点的化学有害因素均应不超过的浓度。最高容许浓度主要用于具有明显刺激、窒息或中枢神经系统抑制作用，可导致严重急性损害的化学物质。

《工作场所有害因素职业接触限值　第 1 部分：化学有害因素》（GBZ 2.1—2019）规定了 358 种化学物质和 49 种粉尘的职业接触限值。

（2）物理因素职业接触限值。在工作场所常见的物理因素中，除激光是由人工产生的之外，其他因素均在自然界中存在。每一种物理因素都具有其特定的物理参数，如噪声用分贝（dB）表示，高频电磁场用电场强度伏/米（V/m）表示等。其职业接触限值包括以下两类：

1）时间加权平均容许限值。该限值是指 8 h 工作日、40 h 工作周的时间加权平均接触限值。

2）最高容许限值。该限值是指任何时间都不能超过的接触限值。

《工作场所有害因素职业接触限值　第 2 部分：物理因素》（GBZ 2.2—2007）规定了 8 种物理因素限值和 1 种生理限值，包括噪声、高温作业、射频辐射（超高频、高频、微波）、工频电场、手传振动、紫外辐射、激光辐射、煤矿井下采掘工作场所气象条件及体力工作时心率和能量消耗的生理限值。

11. 工作场所化学有害因素职业接触控制要求有哪些?

（1）劳动者接触制定有 MAC 的化学有害因素时，一个工作日内，任何时间、任何工作地点的最高接触浓度不得超过其相应的 MAC 值。

（2）劳动者接触同时规定有 PC-TWA 和 PC-STEL 的化学有害因素时，实际测得的当日时间加权平均接触浓度不得超过该因素对应的 PC-TWA 值，一个工作日内任何短时间的接触浓度不得超过其对应的 PC-STEL 值。

（3）劳动者接触仅制定有 PC-TWA 但尚未制定 PC-STEL 的化学有害因素时，实际测得的当日时间加权平均接触浓度不得超过其对应的 PC-TWA 值；同时，劳动者接触水平瞬时超出 PC-TWA 值 3 倍的，每次不得超过 15 min，一个工作日内不得超过 4 次，相继间隔不短于 1 h，且在任何情况下都不能超过 PC-TWA 值的 5 倍。

（4）对于尚未制定 OELs 的化学有害因素，原则上应使绝大多数劳动者即使反复接触该因素也不会损害其健康。用人单位可依据现有信息、参考国内外权威机构制定的 OELs，制定供本用人单位使用的卫生标准，并采取有效措施控制劳动者的接触。

12. 职业病有哪些特点?

职业病与其他临床疾病不同，它具有以下 5 个明显的特点：

（1）有明确的病因。病因即职业病危害因素，只有在接触职业病危害因素后才能患职业病。如果职业病危害因素得以消除或控制，就可以防止或减少职业病的发生。

（2）病因大多可以检测。一般有明显的接触水平（剂量）—效应（反应）关系。职业病危害因素的浓度（强度）决定了职业病的有无、轻重、缓急。例如，随接触粉尘总量的增加，尘肺病发病率明显增加，两者存在着量的相关关系。

（3）有特定的发病范围。病例呈聚集性特点，如在同一场所从事涂胶作业的劳动者接触含苯黏合剂，往往会有多人出现相似的健康损害甚至发生职业性苯中毒的情况。

（4）治疗无特效药。大部分的职业病目前无特效药或治疗方法，如能早期诊断，及时治疗，妥善处理，预后较好。

（5）强调预防为主。除职业性传染病外，治疗个体无助于控制人群发病。从病因上来说，职业病是完全可以预防的。

13. 我国的法定职业病有哪些？

我国现行有效的《职业病分类和目录》，是由国家卫生计生委、人力资源社会保障部、安全监管总局、全国总工会 4 部门于 2013 年 12 月 23 日联合印发的。《职业病分类和目录》将职业病分为 10 类 132 种，具体如下：

（1）职业性尘肺病及其他呼吸系统疾病共 19 种。

1）尘肺病（13 种）：矽肺、煤工尘肺、石墨尘肺、碳黑尘肺、石棉肺、滑石尘肺、水泥尘肺、云母尘肺、陶工尘肺、铝尘肺、电焊工尘肺、铸工尘肺，以及根据《尘肺病诊断标准》[①] 和《尘肺病理诊

---

① 该标准于 2016 年 6 月被《职业性尘肺病的诊断》（GBZ 70—2015/XG 1—2016）替代。

断标准》① 可以诊断的其他尘肺病（以下简称其他尘肺病）。

2）其他呼吸系统疾病（6 种）：过敏性肺炎、棉尘病、哮喘、金属及其化合物粉尘肺沉着病（锡、铁、锑、钡及其化合物等）、刺激性化学物所致慢性阻塞性肺疾病和硬金属肺病。

（2）职业性皮肤病共 9 种，分别是接触性皮炎、光接触性皮炎、电光性皮炎、黑变病、痤疮、溃疡、化学性皮肤灼伤、白斑，以及根据《职业性皮肤病的诊断　总则》可以诊断的其他职业性皮肤病（以下简称其他职业性皮肤病）。

15

（3）职业性眼病共 3 种，分别是化学性眼部灼伤、电光性眼炎、白内障（含放射性白内障、三硝基甲苯白内障）。

（4）职业性耳鼻喉口腔疾病共 4 种，分别是噪声聋、铬鼻病、牙酸蚀病和爆震聋。

（5）职业性化学中毒共 60 种，大致可分为 8 类。

1）金属及类金属类（14 种）：铅及其化合物中毒（不包括四乙基铅）、汞及其化合物中毒、锰及其化合物中毒、镉及其化合物中毒、铍病、铊及其化合物中毒、钡及其化合物中毒、钒及其化合物中毒、磷及其化合物中毒、砷及其化合物中毒、铀及其化合物中毒、四乙基铅中毒、有机锡中毒、铟及其化合物中毒。

2）刺激性气体类（16 种）：砷化氢中毒，氯气中毒，二氧化硫中毒，光气中毒，氨中毒，偏二甲基肼中毒，氮氧化合物中毒，磷化氢、磷化锌、磷化铝中毒，氟及其无机化合物中毒，羰基镍中毒，一甲胺中毒，甲醛中毒，硫酸二甲酯中毒，溴甲烷中毒，氯乙酸中毒，环氧乙烷中毒。

---

① 该标准于 2015 年 3 月被《职业性尘肺病的病理诊断》（GBZ 25—2014）替代。

3）窒息性气体类（2 种）：一氧化碳中毒、硫化氢中毒。

4）有机溶剂类（16 种）：二硫化碳中毒、苯中毒、甲苯中毒、二甲苯中毒、正己烷中毒、汽油中毒、二氯乙烷中毒、四氯化碳中毒、三氯乙烯中毒、氯丙烯中毒、甲醇中毒、酚中毒、丙烯酰胺中毒、二甲基甲酰胺中毒、溴丙烷中毒、碘甲烷中毒。

5）苯的氨基、硝基化合物类（2 种）：苯的氨基及硝基化合物（不包括三硝基甲苯）中毒、三硝基甲苯中毒。

6）高分子聚合物类（4 种）：氰及腈类化合物中毒、有机氟聚合物单体及其热裂解物中毒、氯乙烯中毒、氯丁二烯中毒。

7）农药类（5 种）：五氯酚（钠）中毒、有机磷中毒、氨基甲酸酯类中毒、杀虫脒中毒、拟除虫菊酯类中毒。

8）开放性条款。上述条目未提及的与职业有害因素接触之间存在直接因果联系的其他化学中毒（以下简称其他化学中毒）。

（6）物理因素所致职业病共 7 种，分别是中暑、减压病、高原病、航空病、手臂振动病、激光所致眼（角膜、晶状体、视网膜）损伤和冻伤。

（7）职业性放射性疾病共 11 种，分别是外照射急性放射病、外照射亚急性放射病、外照射慢性放射病、内照射放射病、放射性皮肤疾病、放射性肿瘤（含矿工高氡暴露所致肺癌）、放射性骨损伤、放射性甲状腺疾病、放射性性腺疾病、放射复合伤，以及根据《职业性放射性疾病诊断标准（总则）》[①] 可以诊断的其他放射性损伤。

（8）职业性传染病共 5 种，分别是炭疽、森林脑炎、布鲁氏菌病、艾滋病（限于医疗卫生人员及人民警察）和莱姆病。

（9）职业性肿瘤共 11 种，分别是石棉所致肺癌、间皮瘤，联苯

---

① 该标准于 2017 年 11 月被《职业性放射性疾病诊断总则》（GBZ 112—2017）替代。

胺所致膀胱癌，苯所致白血病，氯甲醚、双氯甲醚所致肺癌，砷及其化合物所致肺癌、皮肤癌，氯乙烯所致肝血管肉瘤，焦炉逸散物所致肺癌，六价铬化合物所致肺癌，毛沸石所致肺癌、胸膜间皮瘤，煤焦油、煤焦油沥青、石油沥青所致皮肤癌和 β-萘胺所致膀胱癌。

（10）其他职业病共 3 种，分别是金属烟热，滑囊炎（限于井下工人），股静脉血栓综合征、股动脉闭塞症或淋巴管闭塞症（限于刮研作业人员）。

14. 法定职业病应具备的条件有哪些?

被列为国家法定职业病的必须具备以下 4 个条件：

（1）必须有劳动关系。患病者应是企业、事业单位或个体经济组织的劳动者。

（2）必须是在从事职业活动的过程中产生的。

（3）必须是因接触粉尘、放射性物质和其他有毒、有害物质等职业病危害因素（《职业病危害因素分类目录》中所列的危害因素）引起的。

（4）必须是国家公布的《职业病分类和目录》所列的职业病。

15. 什么是工作有关疾病?

工作有关疾病是发生在职业人群中，与多因素相关的疾病。工作有关疾病与工作有联系，但在普通人群中也有一定的发病率（如"鼠标手""肩背痛"等）。职业病也属于工作有关疾病，但其是指某一特定职业病危害因素所致的疾病，有立法意义，与一般所称工作有关疾病有所区别。工作有关疾病与职业病相比，具有 3 个特点：①职业因素是该病发生和发展的诸多因素之一，但不是唯一的直接因素；

②职业因素影响了健康，从而促使潜在的疾病显露或加重已有疾病的病情；③通过控制和改善劳动条件，可使所患疾病得到控制或缓解。常见的工作有关疾病如下：

（1）慢性非特异性呼吸道疾病，包括慢性支气管炎、肺气肿等疾病。

（2）心血管系统疾病。例如，长期接触噪声、高温作业，会导致高血压疾病的发生和发展。

（3）消化系统疾病。例如，高温作业可引起食欲减退和消化不良，导致胃肠道疾病增多。

（4）骨骼及软组织损伤，如颈肩痛、腰背痛等，常见于建筑、煤矿工人等重体力劳动者，主要由外伤、负重、工作姿势不良及不良气象条件等因素引起。

（5）行为（精神）和身心的疾病，如精神焦虑、神经衰弱综合征等。该类疾病是指社会—心理因素在疾病的发生和病程演变中起主导作用的疾病，工作场所和家庭环境是不良社会—心理因素的重要来源。

工作有关疾病的范围比职业病更广泛，当这类疾病发生在劳动者身上时，由于职业接触，会使原有的疾病加重、病程加快或复发，或使劳动能力明显减退。所以，应加强工作有关疾病知识的宣传教育，提高劳动者的健康意识，减少工作及生活中的不良习惯，以有效防止工作有关疾病的发展和发生，保护及促进劳动者的身心健康。

16. 什么是职业健康监护？

职业健康监护是以预防为目的，根据劳动者的职业接触史，通过定期或不定期的医学健康检查和健康相关资料的收集，连续性地监测劳动者的健康状况，分析劳动者健康变化与所接触的职业病危害因素的关系，并及时将健康检查和资料分析结果报告给用人单位和劳动者本人，以便及时采取干预措施，保护劳动者健康。

职业健康监护主要包括职业健康检查和职业健康监护档案管理等内容。其中，离岗后医学随访以及应急健康检查均为推荐性。

17. 什么是目标疾病？

职业健康监护的目的是早期发现职业病、职业健康损害和职业禁忌证。职业健康监护目标疾病分为职业病和职业禁忌证，每个健康监护项目均有明确的目标疾病。例如，《职业健康监护技术规范》（GBZ 188—2014）针对"其他致尘肺病的无机粉尘"，列举了 4 种职业禁忌证和 9 种尘肺病，见表1-3。

表1-3　其他致尘肺病的无机粉尘的目标疾病

职业健康监护种类	目标疾病	
	职业禁忌证	职业病
上岗前职业健康检查	①活动性肺结核病 ②慢性阻塞性肺病 ③慢性间质性肺病 ④伴肺功能损害的疾病	—
在岗期间职业健康检查	①活动性肺结核病 ②慢性阻塞性肺病 ③慢性间质性肺病 ④伴肺功能损害的疾病	碳黑尘肺、石墨尘肺、滑石尘肺、云母尘肺、水泥尘肺、铸工尘肺、陶工尘肺、铝尘肺、电焊工尘肺
离岗时职业健康检查	—	碳黑尘肺、石墨尘肺、滑石尘肺、云母尘肺、水泥尘肺、铸工尘肺、陶工尘肺、铝尘肺、电焊工尘肺

18. 什么是职业健康检查?

《职业健康检查管理办法》（国家卫生健康委员会令第 2 号）明确规定，职业健康检查是指医疗卫生机构按照国家有关规定，对从事接触职业病危害作业的劳动者进行的上岗前、在岗期间、离岗时的健康检查。因此，这 3 种类型的检查也可称为法定职业健康检查。

用人单位选择职业健康检查机构时，应注意以下两点：

（1）选择已经向省级卫生健康主管部门备案的医疗卫生机构开展职业健康检查，已备案的医疗卫生机构名单可以登录省级卫生健康主管部门的网站查询。

（2）用人单位应选择与本单位职业健康检查的类别和项目相吻合的职业健康检查机构。

职业健康检查可以由用人单位统一组织劳动者进行，也可以由劳动者持单位介绍信进行职业健康检查。职业健康检查费用由用人单位承担。

19. 职业健康监护与职业健康检查有什么区别和联系?

职业健康监护是根据劳动者的职业接触史，通过定期或不定期的医学健康检查和健康相关资料的收集，连续监测劳动者健康状况的一种职业健康管理行为。职业健康监护主要内容包括职业健康检查、应急健康检查和职业健康监护档案管理等。

职业健康检查是医疗卫生机构通过医学手段和方法，对劳动者接触职业病危害因素可能产生的健康影响和健康损害进行临床医学检查的医疗行为。职业健康检查包括上岗前、在岗期间、离岗时的健康检查。

职业健康检查是职业健康监护的重要内容和主要资料来源。对从事接触职业病危害作业的劳动者，用人单位应当按照《职业病防治法》相关规定，组织职业健康检查，并建立职业健康监护档案。

20. 哪些人员需要进行职业健康监护？

《职业健康监护技术规范》（GBZ 188—2014）将在岗期间定期职业健康检查分为强制性和推荐性两种。上岗前职业健康检查均为强制性的，离岗后职业健康检查均为推荐性的。

（1）接触需要开展强制性健康监护的职业病危害因素的人群，应接受职业健康监护。这类职业病危害因素有确切的慢性毒性作用，并能引起慢性职业病或慢性健康损害，或有确定的致癌性，或有动物实验或流行病学调查的证据，必须强制性、连续性监测劳动者的健康状况。

（2）只有急性毒性作用的，以及对人体只有急性健康损害但有确定的职业禁忌证的，上岗前执行强制性职业健康检查，在岗期间执行推荐性健康监护。接触在岗期间定期职业健康检查为推荐性的职业病危害因素的人群，原则上可根据用人单位的安排接受健康监护。

（3）虽不是直接从事接触需要开展职业健康监护的职业病危害因素的作业，但在工作环境中受到与直接接触人员同样的或几乎同样的接触，应视同职业性接触，应和直接接触人员一样接受健康监护。

（4）根据不同职业病危害因素暴露和发病的特点及剂量—效应关系，主要根据工作场所职业病危害因素的浓度或强度以及个体累计暴露的时间和工种，参考相应的职业病危害分级标准，确定需要开展健康监护的人群。

（5）离岗后健康检查的时间，主要根据职业病危害因素致病的流行病学及临床特点、劳动者从事该作业的时间长短、工作场所职业病危害因素的浓度等因素综合考虑确定。

另外，根据《职业病防治法》的相关规定，接触职业病危害因素作业的劳务派遣工，由实际用工单位安排职业健康检查，并承担相关费用。

21. 职业健康监护档案包括哪些内容?

职业健康监护档案是健康监护全过程的客观记录资料，是系统地观察劳动者健康状况的变化、评价个体和群体健康损害的依据，其特征是资料完整、连续。

（1）劳动者职业健康监护档案包括以下内容：

1）劳动者职业史、既往史和职业病危害接触史。

2）职业健康检查结果及处理情况。

3）职业病诊疗等健康资料。

（2）用人单位职业健康监护档案包括以下内容：

1）用人单位职业卫生管理组织组成、职责。

2）职业健康监护制度和年度职业健康监护计划。

3）历次职业健康检查的文书，包括委托协议书、职业健康检查机构的健康检查总结报告和评价报告。

4）工作场所职业病危害因素检测结果。

5）职业病诊断证明书和职业病报告卡。

6）用人单位对职业病病人、患有职业禁忌证者和已出现职业相关健康损害劳动者的处理和安置记录。

7）用人单位在职业健康监护中提供的其他资料和职业健康检查机构记录整理的相关资料。

8）卫生健康主管部门要求的其他资料。

（3）职业健康监护档案的管理包括以下内容：

1）用人单位应当依法建立职业健康监护档案，并按规定妥善保存。劳动者或劳动者委托代理人有权查阅劳动者个人的职业健康监护档案，用人单位不得拒绝或者提供虚假档案材料。根据《职业病防治法》第三十六条之规定，劳动者离开用人单位时，有权索取本人职业健康监护档案复印件，用人单位应当如实、无偿提供，并在所提供的复印件上签章。

2）职业健康监护档案应有专人管理，管理人员应保障档案只能用于保护劳动者的健康，并对档案保密。

22. 职业健康监护档案保存期限是多长时间？

（1）职业健康检查机构保存期限。依据《职业健康检查管理办法》（卫生健康委员会令第 2 号）第二十条之规定，职业健康检查机构应当建立职业健康检查档案。职业健康检查档案保存时间应当自劳动者最后一次职业健康检查结束之日起不少于 15 年。

（2）用人单位保存期限。根据《企业文件材料归档范围和档案保管期限规定》（国家档案局令第 10 号）的有关规定，劳动保护、职业安全、医疗卫生等文件材料，属于"本企业涉及职工权益的其他重要文件材料"，其保存期限为永久。

23. 职业健康检查有哪几种？

根据《职业健康检查管理办法》（国家卫生健康委令第 2 号）的规定，职业健康检查包括对从事接触职业病危害作业的劳动者进行的上岗前、在岗期间、离岗时的健康检查。《职业健康监护技术规范》

（GBZ 188—2014）将职业健康监护分为职业健康检查、离岗后健康检查和应急健康检查等。其中，职业健康检查与《职业健康检查管理办法》规定的一致，离岗后健康检查均为推荐性的，应急健康检查仅根据事故处理要求或职业性传染病作业密切接触者之需而设定。

（1）职业健康检查包括以下3种：

1）上岗前职业健康检查。上岗前职业健康检查的主要目的是发现有无职业禁忌证，建立接触职业病危害因素人员的基础健康档案。上岗前职业健康检查为强制性职业健康检查，应在开始从事有害作业前完成。下列人员应进行上岗前职业健康检查：一是拟从事接触职业病危害因素作业的新录用人员，包括转岗到该作业岗位的人员；二是拟从事有特殊健康要求作业的人员，如高处作业、电工作业、职业机动车驾驶作业人员等。

2）在岗期间职业健康检查。长期从事规定的需要开展职业健康监护的职业病危害因素作业的劳动者，应进行在岗期间的定期健康检查。定期健康检查的目的主要是早期发现职业病病人或疑似职业病病人或劳动者的其他健康异常改变；及时发现有职业禁忌的劳动者。通过动态观察劳动者群体健康变化，评价工作场所职业病危害因素的控制效果。定期健康检查的周期应根据不同职业病危害因素的性质、工作场所职业病危害因素的浓度或强度、目标疾病的潜伏期和防护措施等因素决定。

3）离岗时职业健康检查。劳动者在准备调离或脱离所从事的职业病危害作业或岗位前，应进行离岗时职业健康检查，主要目的是确定其在停止接触职业病危害因素时的健康状况。如果最后一次在岗期间的职业健康检查在离岗前的90日内，可将其视为离岗时职业健康检查。

（2）离岗后健康检查。劳动者接触的职业病危害因素具有慢性健康影响，所致职业病或职业肿瘤常有较长的潜伏期，脱离接触后仍有可能发生职业病的，应进行离岗后健康检查。离岗后健康检查时间的长短应根据职业病危害因素致病的流行病学及临床特点、劳动者从事该作业的时间长短、工作场所职业病危害因素的浓度等因素综合考虑确定。

《职业健康监护技术规范》（GBZ 188—2014）规定，接触锰、铍、镉、铬、砷、联苯胺、氯甲醚、焦炉逸散物、游离二氧化硅粉尘、煤尘、石棉粉尘及其他致尘肺病的无机粉尘等职业病危害因素的，推荐进行离岗后健康检查。

（3）应急健康检查。应急健康检查主要包括两种情况。一是当发生急性职业病危害事故时，根据事故处理的要求，对遭受或者可能遭受急性职业病危害的劳动者，应及时组织健康检查。依据检查结果和现场劳动卫生学调查，确定危害因素，为急救和治疗提供依据，控制职业病危害继续蔓延和发展。应急健康检查应在事故发生后立即开始。二是从事可能产生职业性传染病作业的劳动者，在疫情流行期或近期密切接触传染源者，应及时开展应急健康检查，随时监测疫情动态。

24. 职业健康检查与一般健康体检的区别是什么？

一般健康体检是指通过医学手段和方法对受检者进行身体检查，了解受检者健康状况，早期发现疾病线索和健康隐患的诊疗行为。一般健康体检在工作场所健康促进、健康管理方面起着重要的作用。

职业健康检查的适用对象是用人单位从事接触职业病危害作业的劳动者，主要目的在于发现职业病、疑似职业病及职业禁忌。

进行职业健康检查是《职业病防治法》赋予从事接触职业病危害作业的劳动者的一项职业健康权益，用人单位不得用一般健康体检替代职业健康检查。

25. 职业健康检查个体结论分为几种情况？

根据《职业健康监护技术规范》（GBZ 188—2014）的规定，参加职业健康检查的每位受检者的体检表，应由主检医师审阅后填写体检结论并签名。发现有疑似职业病、职业禁忌证、需要复查者和有其他疾病的劳动者，要出具体检结论报告，包括受检者姓名、性别、接触职业病危害因素名称、检查异常所见、本次体检结论和建议等。个体体检结论报告应一式两份，一份给受检者或受检者指定的人员，一份给用人单位。根据职业健康检查结果，对劳动者个体的体检结论可分为以下 5 种：

（1）目前未见异常。该结论表示本次职业健康检查各项检查指标均在正常范围内。

（2）复查。该结论表示检查时发现与目标疾病相关的单项或多项异常，需要复查，应明确复查的内容和时间。

（3）疑似职业病。该结论表示检查发现疑似职业病或可能患有职业病，需要提交职业病诊断机构进一步明确诊断。例如，长期接触矿物性粉尘作业的劳动者体检后，其 X 射线胸片显示有圆形和不规则小阴影出现，与尘肺病的表现极为相似，必须进行进一步明确诊断。

（4）职业禁忌证。检查发现有职业禁忌的受检者，应写明具体疾病名称。此处的"证"字意为禁忌受检者继续从事体检项目中所接触职业病危害因素的证明或证据。

（5）其他疾病或异常。该结论表示受检者存在除目标疾病之外的其他疾病或某些检查指标异常，因关系到受检者自身的健康状况，建议其到综合性医院复查诊治。

26. 职业健康检查结果如何处理?

职业健康检查机构应当在职业健康检查结束之日起 30 个工作日内将职业健康检查结果，包括劳动者个人职业健康检查报告和用人单位职业健康检查总结报告，书面告知用人单位，由用人单位将劳动者个人职业健康检查结果及职业健康检查机构的建议等情况以书面形式如实告知劳动者。

职业健康检查机构发现疑似职业病病人时，应当告知劳动者本人并及时通知用人单位，同时向所在地卫生健康主管部门报告。发现职业禁忌的，应当及时告知用人单位和劳动者。用人单位应当根据职业健康检查报告采取以下措施：

（1）对有职业禁忌的劳动者，调离或者暂时脱离原工作岗位。

（2）对需要复查的劳动者，按照职业健康检查机构要求的时间安排复查和医学观察。

（3）对疑似职业病病人，按照职业健康检查机构的建议安排其进行医学观察或者职业病诊断。

（4）对照已经出现职业健康异常者的工作岗位，认真查找问题原因，立即改善劳动条件，完善职业病防护设施，为劳动者配备符合国家标准的劳动防护用品。

27. 什么是职业禁忌证?

职业禁忌证是指劳动者从事特定职业或者接触特定职业病危害因

27

素时，比一般职业人群更易于遭受职业病危害和罹患职业病，或者可能导致原有自身疾病病情加重，或者在作业过程中诱发可能导致对他人生命健康构成危险的疾病的个人特殊生理或病理状态。

职业禁忌证是相对职业病而言的，不同的职业病所对应的职业禁忌证不同。对在职业健康检查中发现有与所从事职业相关的健康损害的劳动者，应当调离原工作岗位，并妥善安置。

28. 什么是疑似职业病？

疑似职业病是指现有接触证据或医学证据尚不能确定接触职业病危害因素的劳动者所患疾病是不是职业病，需要进一步收集证据以明确诊断的一种暂时的疑似疾病状态。医疗卫生机构对符合以下任一条件的，可界定为疑似职业病：

（1）依据职业病诊断标准，为明确诊断，认为需要进入职业病诊断程序，作进一步医学观察、诊断性治疗或因果关系判定的。

（2）急性职业病危害事故处理时出现的疑似病例。

（3）同一工作环境中已发现确诊的职业病病人，同一时期其他劳动者出现有相似客观表现的疾病。

（4）在同一工作环境中，同时或短期内发生两例或两例以上特异性健康损害表现相同或相似病例，病因不明确，又不能以常见病、传染病、地方病等群体性疾病解释的。

29. 疑似职业病处理原则有哪些？

（1）界定的医疗卫生机构应当出具疑似职业病告知书（示例见图1-2），按照《职业病防治法》相关规定向卫生健康主管部门报告，并告知劳动者和通知用人单位。

（2）用人单位和劳动者收到疑似职业病告知书后，用人单位应在 30 日内安排劳动者到职业病诊断机构提请职业病诊断。疑似职业病告知书不作为职业病诊断或鉴定必备的证明材料。

（3）职业病诊断鉴定程序终结后疑似职业病状态自然终止。

疑似职业病告知书

_____（用人单位名称）、_____（劳动者姓名）：

_____年___月___日，本机构在_____（职业健康检查/职业病诊断/门诊治疗/住院治疗/其他_____）中发现_____（劳动者姓名、身份证号码）_____（症状、体征及实验室检查结果）等。根据目前材料，界定_____（劳动者姓名）为疑似职业病病人（疑似+职业病名称）。

你单位应当在 30 日内安排对疑似职业病病人进行职业病诊断；在疑似职业病病人诊断或者医学观察期间，不得解除或者终止与其订立的劳动合同，疑似职业病病人在诊断、医学观察期间的费用，由用人单位承担。

劳动者可以在用人单位所在地、本人户籍所在地或者经常居住地依法承担职业病诊断的医疗卫生机构进行职业病诊断。

特此告知。

界定机构

（盖章）

年　　月　　日

图 1-2　疑似职业病告知书示例

注：引自《疑似职业病界定标准》（GBZ/T 325—2022）。

30. 用人单位关于职业病诊断、鉴定的义务有哪些？

用人单位应当依法履行职业病诊断、鉴定的相关义务。

（1）及时安排职业病病人、疑似职业病病人进行诊治。

（2）如实提供职业病诊断、鉴定所需的资料。

（3）承担职业病诊断、鉴定的费用和疑似职业病病人在诊断、医学观察期间的费用。

（4）报告职业病和疑似职业病。

（5）《职业病防治法》规定的其他相关义务。

31. 劳动者如何发现自己可能患有职业病？

（1）认清自己工作岗位职业病危害因素的种类、浓度（强度）。一是可以通过劳动合同、岗位培训和职业病危害因素防护设施设备及个人劳动防护用品等对职业病危害因素有初步了解。二是每年一次的职业病危害因素检测与评价结果全面、准确地记录了本单位职业病危害因素分布特点和检测结果，可通过本单位职业卫生公告栏查阅。

（2）参加职业健康检查。在岗期间的职业健康检查是根据劳动者接触的职业病危害因素确定体检项目的，劳动者可以通过职业健康检查个体结论判断自己的健康状态。

（3）注意观察身边工友的健康状况。职业病的发病具有明显的聚集性，身边的工友无论是复查后，因出现健康损害被调离工作岗位，还是疑似职业病被确诊，或者在其他疾病诊治时被转至职业病防治院（所）确诊，均提示自己也应密切关注自身健康状况，必要时，可以去医疗卫生机构进行进一步检查。

（4）通过自身变化大致判断是否已经受到健康损害。一是自己感觉身体的变化，如白内障导致的视物模糊，考虑是否与从事 X 射线工作有关等。二是通过他人的感觉来判断，如周围工友及家人不断地说自己嗓门大、看电视声音大，考虑是否与噪声作业有关等。出现这些情况后，一是要注意职业健康检查的结果，二是可以去医疗卫生机构就诊，尽量早期诊治，以免病情加重。另外，退休后也要注意身体的变化，如退休前接触粉尘作业的劳动者出现经常性咳嗽、咳痰，甚至有胸痛、呼吸困难等症状，应参加离岗后健康检查或直接去医疗卫生机构诊治。

32. 劳动者应当如何申请职业病诊断?

根据《职业病防治法》及《职业病诊断与鉴定管理办法》（国家卫生健康委员会令第 6 号）的相关规定，劳动者可以在用人单位所在地、本人户籍所在地或者经常居住地的职业病诊断机构进行职业病诊断。

劳动者申请职业病诊断时，应当选择经省级卫生健康主管部门备案的医疗卫生机构，注意申请诊断的职业病应与备案的医疗卫生机构诊断项目（《职业病分类和目录》中的职业病类别和病种）相吻合。职业病诊断需要以下资料：

（1）劳动者职业史和职业病危害接触史（包括在岗时间、工种、岗位、接触的职业病危害因素名称等）。

（2）劳动者职业健康检查结果。

（3）工作场所职业病危害因素检测结果。

（4）职业性放射性疾病诊断还需要个人剂量监测档案等资料。

劳动者应当填写职业病诊断就诊登记表，并提供本人掌握的职业病诊断有关资料。

33. 职业病诊断证明书有哪些要求?

职业病诊断机构作出职业病诊断结论后，应当出具职业病诊断证明书。职业病诊断证明书应当由参与诊断的取得职业病诊断资格的执业医师签署。职业病诊断机构应当对职业病诊断医师签署的职业病诊断证明书进行审核，确认诊断的依据与结论符合有关法律、法规、标准的要求，并在职业病诊断证明书上盖章。

职业病诊断证明书的书写应当符合《职业病诊断文书书写规范》（GBZ/T 267—2015）的相关要求。职业病诊断证明书示例见表1-4。

职业病诊断证明书一式五份，劳动者一份，用人单位所在地县级卫生健康主管部门一份，用人单位两份，诊断机构存档一份。

32

表1-4　　　　　　　　　　　职业病诊断证明书示例

编号

姓名		性别		身份证号	
用人单位名称					
职业病危害因素 接触史					
诊断结论					
处理意见：					

诊断医师　　　　　　　　　　　　　　诊断机构

（签名）　　　　　　　　　　　　　　（公章）

年　月　日　　　　　　　　　　年　月　日

注：如对本诊断结论有异议，可在接到本证明书30日内向＿＿＿＿＿＿＿＿省（区、市）＿＿＿＿＿＿＿＿市（区）卫生健康委申请设区的市级职业病鉴定。

34. 劳动者应当如何申请职业病鉴定?

当事人（劳动者、用人单位）对职业病诊断机构作出的职业病诊断有异议的，可以在接到职业病诊断证明书之日起 30 日内，向作出诊断的职业病诊断机构所在地设区的市级卫生健康主管部门申请鉴定。职业病鉴定实行两级鉴定制，设区的市级职业病诊断鉴定委员会负责职业病诊断争议的首次鉴定。当事人对设区的市级职业病鉴定结论不服的，可以在接到诊断鉴定书之日起 15 日内，向原鉴定组织所在地省级卫生健康主管部门申请再鉴定，省级鉴定为最终鉴定。当事人申请职业病诊断鉴定时，应当提供以下资料：

（1）职业病诊断鉴定申请书。

（2）职业病诊断证明书。

（3）申请省级鉴定的还应当提交市级职业病诊断鉴定书。

职业病鉴定办事机构应当自收到申请资料之日起 5 个工作日内完成资料审核，对资料齐全的发给受理通知书；资料不全的，应当场或者在 5 个工作日内一次性告知当事人补充。资料补充齐全的，应当受理申请并组织鉴定。

35. 职业病诊断鉴定书应当包括哪些内容?

职业病诊断鉴定工作由职业病鉴定办事机构组织，参加鉴定的专家由当事人或者由其委托的职业病鉴定办事机构从专家库中按照专业类别以随机抽取的方式确定，以鉴定会的形式进行。职业病诊断鉴定书应当包括以下内容：

（1）劳动者、用人单位的基本信息及鉴定事由。

（2）鉴定结论及其依据，鉴定为职业病的，应当注明职业病名称、程度（期别）。

（3）鉴定时间。

（4）诊断鉴定书加盖职业病鉴定委员会印章。

首次鉴定的职业病诊断鉴定书一式五份，劳动者、用人单位、用人单位所在地市级卫生健康主管部门、原诊断机构各一份，职业病鉴定办事机构存档一份；省级鉴定的职业病诊断鉴定书一式六份，劳动者、用人单位、用人单位所在地省级卫生健康主管部门、原诊断机构、首次职业病鉴定办事机构各一份，省级职业病鉴定办事机构存档一份。职业病诊断鉴定书示例见表1-5。

表1-5　　　　　　　　　职业病诊断鉴定书格式示例

编号：

姓名		性别		身份证号	
用人单位名称					
职业病危害因素接触史					
申请鉴定的主要理由： （诊断结论、时间及诊断机构/首次鉴定结论、时间及鉴定机构，主要争议）					
鉴定依据：					

续表

鉴定结论： (鉴定为职业病的，需注明职业病名称、程度/期别)   　　　　　　　　　　　　　　　　　　职业病诊断鉴定委员会 　　　　　　　　　　　　　　　　　　　　　(公章) 　　　　　　　　　　　　　　　　　　年　　月　　日
备注： 　①职业病鉴定实行两级鉴定制，设区的市级职业病诊断鉴定委员会负责职业病诊断争议的首次鉴定。当事人对设区的市级职业病鉴定结论不服的，可以在接到诊断鉴定书之日起 15 日内，向原鉴定组织所在地省级卫生健康主管部门申请再鉴定，省级鉴定为最终鉴定。 　②首次鉴定的诊断鉴定书一式五份，省级鉴定的诊断鉴定书一式六份。

36. 职业病病人享有哪些待遇?

我国《职业病防治法》《工伤保险条例》等法律、法规均规定了职业病病人应享受的待遇，具体来讲包括以下几个方面：

（1）用人单位对不适宜继续从事原工作的职业病病人，应当调离原岗位，并妥善安置。

（2）职业病病人依法享受国家规定的职业病待遇。用人单位应当按照国家有关规定，安排职业病病人进行治疗、康复和定期检查。职业病病人的诊断、康复费用，以及伤残和丧失劳动能力的职业病病人的社会保障，按照国家有关工伤保险的规定执行。

（3）职业病病人除依法享有工伤保险外，依照有关民事法律，尚有获得赔偿的权利的，有权向用人单位提出赔偿要求。

（4）劳动者被诊断患有职业病，但用人单位没有依法参加工伤保险的，其医疗和生活保障由该用人单位承担。

（5）职业病病人变动工作单位，其依法享有的待遇不变。用人单位发生分立、合并、解散、破产等情形的，应当对从事接触职业病危害作业的劳动者进行健康检查，并按照国家有关规定妥善安置职业病病人。

（6）用人单位已经不存在或者无法确认劳动关系的职业病病人，可以向地方人民政府医疗保障、民政部门申请医疗救助和生活等方面的救助。地方各级人民政府应当根据本地区的实际情况，采取其他措施，使上述规定的职业病病人获得医疗救治。

37. 职业病的三级预防原则是什么？

"预防为主、防治结合"是职业病防治工作的基本方针，按照三级预防原则，职业病防治主要体现在以下3个层次：

（1）一级预防。一级预防指"病因预防"，即从"源头"采取控制措施，采用有利于职业病防治的工艺、技术和材料，合理利用职业病防护设施和个人职业病防护用品，减少劳动者职业接触机会和程度，预防和控制职业病的发生。

（2）二级预防。二级预防即"发病预防"，以早发现、早诊断、早治疗的"三早"为基本原则，通过对劳动者进行职业健康监护，结合环境中职业病危害因素监测，以便早期发现职业病危害因素对劳动者造成的健康损害，及时采取补救措施，尽早诊治，脱离接触职业病危害因素工作岗位，防止健康损害进一步发展。

（3）三级预防。三级预防即"疾病管理"，对患有职业病和遭受职业伤害的劳动者进行合理的治疗和康复。对已发展成职业病的劳动者采取综合治疗措施，防止和控制病情进一步发展或恶化。对慢性职业病病人，通过加强医学监护，预防并发症和伤残。

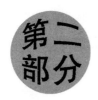

第二部分 常见生产行业主要职业病危害因素和职业病

常见生产行业指机械制造业、焊接作业、电镀业、塑料业、制鞋业、印染业、造纸业、家具业、水泥业、电池业和印刷业等，以下简要分析这些行业的主要职业病危害因素和可能引起的职业病。

38. 铸造行业有哪些职业病危害因素和职业病？

铸造是将金属熔化后浇入铸型中，凝固后获得一定形状铸件的生产过程。接受浇入液体金属的模子称为铸型，熔融的金属在铸型的型腔中凝固后形成的一定形状的物件称为铸件。铸造工艺基本流程包括配砂、制模、造芯、造型、浇注、落砂、清理和检验，其中清理环节包括清砂、切割浇冒口、抛丸或喷砂、打磨、焊接等。

（1）铸造行业主要职业病危害因素如下：

1）生产性粉尘。生产性粉尘主要产生于前道工序中的配砂、造型岗位和后道工序中的落砂、清砂、喷砂、电焊、打磨、切割等重点岗位。

2）化学毒物。在熔炼、浇注和造型过程中可产生甲醛、氨、一氧化碳、金属氧化物（氧化锌和氧化铅的烟尘）等。

3）物理因素。高温、热辐射主要在造型、熔炼和浇铸过程中产生，噪声主要在造型、熔炼、开箱和清砂过程中产生，高频电磁场仅在使用高频感应炉加热时产生。

（2）铸造行业可能引起的职业病如下：

1）职业性尘肺病及其他呼吸系统疾病：矽肺、铸工尘肺、电焊工尘肺、其他尘肺、金属及其化合物粉尘肺沉着病。

2）职业性眼病：白内障。

3）职业性耳鼻喉口腔疾病：噪声聋。

4）职业性化学中毒：氨中毒、二氧化硫中毒、一氧化碳中毒、甲醛中毒等。

5）物理因素所致职业病：中暑、手臂振动病。

6）其他职业病：金属烟热。

39. 锻压行业有哪些职业病危害因素和职业病？

锻压是锻造和冲压的总称。锻造的基本流程为锻坯下料、锻坯加热、锤锻、成型、检验等，冲压的基本流程为开卷剪切、冲压（拉延成型、修边冲压、翻边整形）、检验等。

（1）锻压行业主要职业病危害因素如下：

1）噪声和振动。噪声和振动是锻压过程中最主要的职业病危害因素。锻锤（空气锤和压力锤）、冲床、压床和剪切机等高噪声和振动设备在运行过程中均可产生噪声和振动。

2）高温及热辐射。高温和热辐射产生于加热和锤打过程。

3）生产性粉尘。锻锤工序中加料、出炉和锻造过程可产生金属粉尘、煤尘、石墨粉尘和其他粉尘。

4）化学毒物。锻造炉燃料燃烧可产生一氧化碳、二氧化硫、氮氧化物等有害气体。

（2）锻压行业可能引起的职业病如下：

1）职业性眼病：白内障。

2）职业性耳鼻喉口腔疾病：噪声聋。

3）职业性化学中毒：二氧化硫中毒、一氧化碳中毒等。

4）物理因素所致职业病：中暑、手臂振动病。

40. 焊接行业有哪些职业病危害因素和职业病?

焊接是通过加热或加压，或两者并用，使焊件达到原子结合的一种加工方法。焊接的主要步骤包括生产准备和原料处理、基本元件加工、装配与焊接、质量检验和修整处理等。

（1）焊接行业主要职业病危害因素如下：

1）电焊烟尘。熔焊过程中会产生大量的电焊烟和粉尘。其中，直径小于 $0.1\ \mu m$ 的微粒称为烟，直径在 $0.1\sim10\ \mu m$ 的微粒称为尘，总称为电焊烟尘，可漂浮于作业环境空气中。

2）有毒气体。在焊接电弧所产生的高温和强紫外线作用下，焊接电弧周围会产生大量的有毒气体，包括氧化锰、氮氧化物、氟化物、臭氧、一氧化碳等。

3）噪声。在等离子弧焊接和切割过程中，等离子流以高速喷射，发生摩擦，可产生强噪声。

4）放射性物质。氩弧焊和等离子弧焊接、切割使用的钍钨棒电极中的钍-232（^{232}Th）是天然放射性物质，能放出 α、β、γ 3 种射线。

5）高频电磁场。在非熔化极氩弧焊和等离子弧焊割时，常用高频振荡器来激发引弧，有的交流氩弧焊机还用高频振荡器来稳定电弧。

（2）焊接行业可能引起的职业病如下：

1）职业性尘肺病及其他呼吸系统疾病：电焊工尘肺、金属及其化合物粉尘肺沉着病。

2）职业性皮肤病：电光性皮炎。

3）职业性眼病：电光性眼炎、白内障。

4）职业性耳鼻喉口腔疾病：噪声聋。

5）职业性化学中毒：锰及其化合物中毒、氮氧化合物中毒、一氧化碳中毒、氟及其无机化合物中毒等。

6）物理因素所致职业病：中暑、手臂振动病。

7）职业性放射性疾病：外照射慢性放射病、内照射放射病。

8）其他职业病：金属烟热。

41. 热处理行业有哪些职业病危害因素和职业病？

热处理工艺主要是在不改变金属零件外形的条件下，改变金属的性质（硬度、韧度、弹性、导电性等），达到工艺上所要求的性能，从而提高产品的质量。热处理工艺较为复杂，主要有正火、淬火、退火、回火和渗碳等基本过程。

（1）热处理行业主要职业病危害因素如下：

1）噪声。噪声主要由高频电炉、风机、泵等运转时产生。

2）高温。高温主要由高频电炉运行，以及正火、退火和淬火等生产过程产生。

3）有机溶剂和氰化物。有机溶剂和氰化物主要在热处理过程产生。使用不同溶剂时，可接触甲醇、丙醇、丙醋、汽油等。

4）高频电磁场。高频电炉运行可产生高频电磁场。

（2）热处理行业可能引起的职业病如下：

1）职业性眼病：白内障。

2）职业性耳鼻喉口腔疾病：噪声聋。

3）职业性化学中毒：氰及腈类化合物中毒、汽油中毒等。

4）物理因素所致职业病：中暑。

42. 电镀行业有哪些职业病危害因素和职业病？

电镀是利用电解的方式使金属或合金沉积在工件表面，以形成均匀、致密、结合力良好的金属层的过程。电镀属于表面处理的一种方式，基本流程主要分为镀前准备（检验、抛磨、绝缘处理）、上挂具（篮筐）、前处理（化学除油、电解除油、酸除锈、预镀等）、电镀或氧化或化学镀、后处理（清洗、钝化、着色和烘干等）。

（1）电镀行业主要职业病危害因素如下：

1）生产性粉尘。电镀行业生产性粉尘包括氧化铝粉尘和其他粉尘等，主要存在于磨光和抛光生产过程。

2）有机化合物。有机化合物包括汽油、苯、甲苯、二甲苯、三氯乙烯等，主要存在于除油过程。

3）无机化合物。在浸蚀和化学除油过程中主要有氢氧化钠、碳酸钠、硫酸、氟化氢等，在电镀过程中主要有氰化物、重铬酸钾、镍及其无机化合物等。

4）噪声。噪声主要存在于前处理磨光过程。

（2）电镀行业可能引起的职业病如下：

1）职业性尘肺病及其他呼吸系统疾病：刺激性化学物所致慢性阻塞性肺疾病。

2）职业性皮肤病：溃疡、化学性皮肤灼伤、其他职业性皮肤病。

3）职业性眼病：化学性眼部灼伤。

4）职业性耳鼻喉口腔疾病：噪声聋、铬鼻病、牙酸蚀病。

5）职业性化学中毒：硫化氢中毒、氰及腈类化合物中毒、苯中毒、三氯乙烯中毒和其他化学中毒等。

6）职业性肿瘤：六价铬化合物所致肺癌。

43. 涂装行业有哪些职业病危害因素和职业病?

涂装是指将涂料涂覆于基底表面形成具有防护、装饰或特定功能涂层的过程。涂装工艺主要包括涂装前处理、漆料配制、喷漆/喷涂、烘干（干燥或固化）。涂装前处理是对工件表面进行处理，可使漆料与工件更好地结合，主要包括除锈、除油、化学预处理、除尘和除旧漆等。涂装前处理的方法主要包括机械前处理和化学前处理。

（1）涂装行业主要职业病危害因素如下：

1）有机溶剂类。涂装作业可接触苯、甲苯、二甲苯、溶剂汽油以及醇类、酮类等。

2）铅及其化合物。白色、黄色和绿色颜料中常见铅白（碱式碳酸铅）、含铅氧化锌、铅铬黄、钼铬红、铅铬绿等。常用的防锈颜料有红铅（四氧化三铅）、铅酸钙、黄丹（氧化铅）等。

3）生产性粉尘。除锈、喷砂、喷丸、抛丸、滚磨等均可产生粉尘，包括铁锈尘、氧化铝尘、碳化硅尘等。

4）高温、高湿环境。前处理、涂层烘干等均可能存在高温环境。化学前处理和电泳涂装等容易造成高湿环境。

5）噪声。除锈用的抛丸机产生的噪声最严重，打磨工具也可产生噪声等。

（2）涂装行业可能引起的职业病如下：

1）职业性尘肺病及其他呼吸系统疾病：矽肺、铝尘肺、其他尘肺病、金属及其化合物粉尘肺沉着病。

2）职业性皮肤病：化学性皮肤灼伤、其他职业性皮肤病等。

3）职业性眼病：化学性眼部灼伤。

4）职业性耳鼻喉口腔疾病：噪声聋。

5）职业性化学中毒：铅及其化合物中毒、氮氧化合物中毒、苯中毒、甲苯中毒、二甲苯中毒、汽油中毒、二氯乙烷中毒，其他化学中毒等。

6）物理因素所致职业病：中暑。

7）职业性肿瘤：苯所致白血病。

44. 冶金行业有哪些职业病危害因素和职业病？

冶金行业主要包括开采、处理金属矿石、冶炼和加工成材等生产过程。金属冶炼是我国的传统产业，也是我国职业病危害最严重的行业之一，职业中毒发病率较高。金属冶炼包括黑色金属冶炼（主要包括铁、锰、铬）和有色金属冶炼（包括铅、锌、铝、铜等）。通常所说的黑色冶金工业主要指钢铁工业。

（1）冶金行业主要职业病危害因素如下：

1）高温和辐射热。在冶金生产中，矿粉的加工烧结、炼焦、炼铁、炼钢、轧钢等每个环节都属于高温作业。

2）生产性粉尘。在矿石生产中，从井下开采、运输、破碎到选矿、混料、烧结等环节都会产生很高浓度的粉尘，在耐火材料加工、炼焦、炼钢的过程中也会有大量粉尘产生。

3）化学毒物。煤气中一氧化碳体积分数约为30%，故在接触煤气的岗位，包括烧结、炼焦、炼铁、炼钢、轧钢等环节，均可接触一氧化碳。其他化学物质包括二氧化碳、二氧化硫、氮氧化物、硫酸、铬酸等。

4）噪声。各种破碎机、振动筛、空气压缩机、风机、轧钢机等均可发出强噪声。

5）电离辐射。电离辐射主要存在于操作测厚仪的过程。

（2）冶金行业可能产生的职业病如下：

1）职业性尘肺病及其他呼吸系统疾病：矽肺、其他尘肺病、金属及其化合物粉尘肺沉着病（锡、铁、锑、钡及其化合物等）、刺激性化学物所致慢性阻塞性肺疾病等。

2）职业性皮肤病：电光性皮炎、化学性皮肤灼伤、其他职业性皮肤病。

3）职业性眼病：化学性眼部灼伤、电光性眼炎、白内障。

4）职业性耳鼻喉口腔疾病：噪声聋。

5）职业性化学中毒：铅及其化合物中毒、锰及其化合物中毒、二氧化硫中毒、氨中毒、氮氧化合物中毒、一氧化碳中毒、硫化氢中毒、氟及其无机化合物中毒、苯中毒、甲苯中毒、二甲苯中毒、汽油中毒、三氯乙烯中毒、其他化学中毒等。

6）物理因素所致职业病：中暑、手臂振动病。

7）职业性放射性疾病：外照射急性放射病、外照射亚急性放射病、外照射慢性放射病。

8）职业性肿瘤：焦炉逸散物所致肺癌。

9）其他职业病：金属烟热。

45. 水泥行业有哪些职业病危害因素和职业病？

水泥是指加水拌和成浆体，能胶结砂石等适当材料，并能在空气和水中硬化的粉状水硬性无机胶凝材料。水泥的生产过程主要由破碎及预均化、生料制备均化、预热分解、水泥熟料的烧成、水泥粉磨、包装等过程构成。原料主要有石灰石、黏土、火山泥、页岩、铁粉、煤炭、矿渣、石膏、硅藻土等。

水泥生产方法有湿法、干法两种，两者的区别主要在于原料的加工（粉碎）是干法还是湿法。

（1）水泥行业主要职业病危害因素如下：

1）生产性粉尘。粉尘是水泥生产过程中主要的职业病危害因素，从原料破碎、配料，直到散装水泥发运、袋装水泥包装、运输等工序，都有大量粉尘产生。

2）噪声与振动。噪声与振动主要来源于各类机械设备，如破碎机、提升机等。

3）高温和辐射热。高温和辐射热主要来源于预热器和回转窑的高温辐射危害。

4）化学毒物。冷却过程中可能产生二氧化碳、二氧化硫、一氧化碳、二氧化氮等有害气体及含尘烟气。

（2）水泥行业可能引起的职业病如下：

1）职业性尘肺病及其他呼吸系统疾病：水泥尘肺、煤工尘肺、其他尘肺。

2）职业性耳鼻喉口腔疾病：噪声聋。

3）职业性化学中毒：一氧化碳中毒等。

4）物理因素所致职业病：中暑。

46. 玻璃制造行业有哪些职业病危害因素和职业病？

玻璃是指以无机矿物（如石英砂、硼砂、碳酸钡、石灰石等）为主要原料，经熔融、冷却、固化，具有无规则结构的非晶态固体。玻璃生产分为原料配制、熔化、成型、退火等工序。

（1）玻璃制造行业主要职业病危害因素如下：

1）生产性粉尘。原料卸车、粉碎、筛分、配料及玻璃切裁等过程均会产生大量粉尘，主要有煤尘、石灰石粉尘、白云石粉尘等。

2）化学毒物。煤气输送系统、煤气调压站可产生一氧化碳；燃烧系统（玻璃熔窑）、余热锅炉系统可产生一氧化碳、二氧化碳、氮氧化物、二氧化硫；氢气制备所用原料为液氨，氨储罐泄漏将产生氨气；原料车间纯碱供料过程可逸散碳酸钠；玻璃在线镀膜过程可产生以氯化氢为主的镀膜废气等。

3）噪声。噪声主要存在于原料加工车间和浮法联合车间内，产生噪声的设备主要有破碎筛分设备、传输设备、搅拌机、风机、泵类等。

47

4）高温和热辐射。在熔化、成型车间，熔窑和熔融的玻璃会向车间散放大量热量和热辐射，是典型的高温且有强辐射的作业场所。熔化、成型和退火等工序均存在高温和热辐射。

（2）玻璃制造行业可能引起的职业病如下：

1）职业性尘肺病及其他呼吸系统疾病：矽肺、煤工尘肺、其他尘肺病。

2）职业性眼病：白内障。

3）职业性耳鼻喉口腔疾病：噪声聋。

4）职业性化学中毒：铅及其化合物中毒、氯气中毒、二氧化硫中毒、氨中毒、一氧化碳中毒、氟及其无机化合物中毒等。

5）物理因素所致职业病：中暑。

47. 陶瓷行业有哪些职业病危害因素和职业病？

陶瓷是以天然黏土以及各种天然矿物为主要原料，经过粉碎混炼、成型和煅烧制得的各种制品。陶瓷生产过程包括坯料制造、坯体成型、瓷器烧结3个基本阶段。

（1）陶瓷行业主要职业病危害因素如下：

1）生产性粉尘。在原料制备、成型、烧成过程中均存在原料粉尘，成型车间在压型、修坯、搬运过程中可产生混合性陶瓷粉尘，烧成车间装窑、出窑工序可产生窑砂等。

2）化学毒物。以水煤气为燃料的，可产生一氧化碳、硫化氢等；使用彩色釉料时，可接触各种着色的氧化金属（如铅、镉、镍、铬、钴、锰、锑等）；瓷器涂描彩光釉料（如金水等）时，可接触其中的有机溶剂，如硝基苯、氯仿、苯、汽油等。

3）噪声和振动。注浆排气、喷釉、球磨、抛光等工序均可产生噪声和振动。

4）高温。在水煤气站、干燥窑、隧道窑、窑炉等工作场所存在高温作业情况。

（2）陶瓷行业可能引起的职业病如下：

1）职业性尘肺病及其他呼吸系统疾病：矽肺、陶工尘肺、其他尘肺病。

2）职业性眼病：白内障。

3）职业性耳鼻喉口腔疾病：噪声聋。

4）职业性化学中毒：铅及其化合物中毒、锰及其化合物中毒、镉及其化合物中毒、一氧化碳中毒、硫化氢中毒、苯中毒、汽油中毒、苯的氨基及硝基化合物中毒、其他化学中毒等。

5）物理因素所致职业病：中暑、手臂振动病。

48. 耐火材料行业有哪些职业病危害因素和职业病？

耐火材料是指耐火温度不低于 1 580 ℃，并能承受相应的物理化学变化及机械作用的无机非金属材料，可用作高温窑炉等热工设备的结构材料，也可用作工业高温容器和部件的材料。耐火材料是以铝矾土、硅石、菱镁矿、白云石等天然矿石为原料经加工后制造的耐高温结构材料。其主要生产工艺流程为配料、混合、成型、干燥、燃烧、成品检验等。

（1）耐火材料行业主要职业病危害因素如下：

1）生产性粉尘。耐火材料生产中各工序如原料破碎、碾磨、筛选、拌料、粉料的运输、进出窑时的装卸等，均可产生粉尘，如矽尘、白云石尘、石灰石尘、石棉尘等。

2）化学毒物。不烧耐火砖、硅酸铝质耐火材料可产生氧化铝（三氧化二铝），燃料燃烧时可产生一氧化碳、二氧化硫、氮氧化物等。

3）高温、热辐射。干燥与煅烧工序存在高温、高湿、热辐射。

4）噪声与振动。在上料、破碎、混炼、包装、成型的过程中均可产生噪声与振动。

5）电磁辐射。如果采用微波炉干燥，存在微波辐射。

（2）耐火材料行业可能引起的职业病如下：

1）职业性尘肺病及其他呼吸系统疾病：矽肺、其他尘肺病。

2）职业性眼病：白内障。

3）职业性耳鼻喉口腔疾病：噪声聋。

4）职业性化学中毒：二氧化硫中毒、氮氧化合物中毒、一氧化碳中毒、其他化学中毒等。

5）物理因素所致职业病：中暑。

49. 石材加工行业有哪些职业病危害因素和职业病？

石材是以天然岩石为主要原材料经加工制成的用于建筑、装饰、碑石、工艺品或路面等的材料。石材可分为花岗石、大理石、石灰石、砂岩、板石、合成石材等。

（1）石材加工行业主要职业病危害因素如下：

1）生产性粉尘。天然石材加工主要产尘点或接尘环节为荒料切割，补板过程中涉及的切边、磨边、磨光，废料破碎、粗/细磨光，手工工艺雕刻，抛光等；人造石加工主要产尘点或接尘环节为粉料搬运、配料、搅拌、锯切、粗/细磨光。

2）噪声与振动。荒料开采、原料切割、物料输送、打磨、雕刻、齐头、抛光、切割等工序中易产生较强的噪声和手传振动。

3）高温。烘干、煅烧工序可以产生高温。

（2）石材加工行业可能引起的职业病如下：

1）职业性尘肺病及其他呼吸系统疾病：矽肺、其他尘肺病等。

2）职业性耳鼻喉口腔疾病：噪声聋。

3）物理因素所致职业病：中暑、手臂振动病。

50. 造纸行业有哪些职业病危害因素和职业病？

造纸是指采取机械的、化学的或二者结合的方法，把植物纤维加工成纸浆，然后通过手工或机器抄造的方法，把纸浆及其添加剂混合均匀而制成纸产品的过程。其工艺过程大致分为制浆、调制、抄造、加工等。

（1）造纸行业主要职业病危害因素如下：

1）生产性粉尘。粉尘主要存在于备料、调料及抄纸工艺过程，以备料工序较为严重。

2）化学毒物。化学毒物主要存在于蒸煮、漂白、碱回收、调料、废纸脱墨及加工纸等工艺过程。采用不同的制浆漂白工艺所产生的化学毒物不同，主要有二氧化硫、氯气、二氧化氯、硫化氢、氢氧化钠、硫酸等。

3）噪声。造纸行业噪声主要存在于制浆的备料、废纸脱墨制浆、磨木制浆、造纸的打浆、碱炉引风机及超压排汽等过程。

4）高温、高湿和热辐射。高温、高湿和热辐射主要存在于制浆的蒸煮、预热、热磨，废纸离解、热分散、脱墨、漂白，黑液、红液蒸发、燃烧，白泥焙烧等工艺过程。

5）电离辐射。电离辐射主要存在于抄纸纸张测厚控制、浆板水分控制、固态料位测定等过程。对纸张进行测厚控制的 β 放射源，可同时产生 β 射线和 γ 射线。

6）生物因素。剥树皮者可接触含有霉菌孢子的树皮粉尘；当用破布作原料时，可接触带有病菌的布屑粉尘等。

（2）造纸行业可能引起的职业病如下：

1）职业性尘肺病及其他呼吸系统疾病：滑石尘肺、其他尘肺病、过敏性肺炎、哮喘。

2）职业性皮肤病：化学性皮肤灼伤、其他职业性皮肤病等。

3）职业性眼病：化学性眼部灼伤。

4）职业性耳鼻喉口腔疾病：噪声聋。

5）职业性化学中毒：氯气中毒、二氧化硫中毒、氨中毒、硫化氢中毒、其他化学中毒等。

6）物理因素所致职业病：中暑。

7）职业性放射性疾病：外照射急性放射病。

51. 印刷行业有哪些职业病危害因素和职业病？

印刷是使用模拟或数字的图像载体将呈色剂或色料（如油墨）

转移到承印物上的复制过程。印刷的基本工艺大致分为印前准备、印刷过程和印后处理 3 个过程。

（1）印刷行业主要职业病危害因素如下：

1）化学毒物。洁版液含有正己烷、溶剂汽油、煤油等，润版液含有乙醇、异丙醇等，油墨常用的溶剂有芳香烃类、醇类、酮类和酯类，清洗剂主要包括溶剂汽油、煤油、铅、锰、醇类化合物、甲醛、苯酚和正己烷等。

2）噪声。多台印刷机、装订机、折纸机叠加噪声一般会超过 85 dB（A）。

3）高温、紫外线。紫外（UV）上光机、烫金膜切机等可产生高温、紫外线。

（2）印刷行业可能引起的职业病如下：

1）职业性皮肤病：电光性皮炎、其他职业性皮肤病。

2）职业性眼病：电光性眼炎。

3）职业性耳鼻喉口腔疾病：噪声聋。

4）职业性化学中毒：苯中毒、甲苯中毒、二甲苯中毒、正己烷中毒、汽油中毒、酚中毒、甲醛中毒、其他化学中毒等。

52. 化工行业有哪些职业病危害因素和职业病？

化工行业又称化学加工工业，泛指生产过程中化学方法占主要地位的过程工业，包括基本化学工业和塑料、合成纤维、石油、橡胶、药剂、染料工业等。化学工业生产过程常常具有高温、高压、易燃、易爆及易腐蚀等特点，因此化工生产对人体的危害主要表现为职业性化学中毒。

（1）化工行业主要职业病危害因素如下：

1）化学毒物。

①酸、碱工业生产过程会产生大量有毒气体。例如，硫酸、纯碱工业生产中可产生二氧化硫、三氧化硫、氨等，氯碱工业生产中主要产生氯气以及汞蒸气，硝酸生产中主要产生氨、氮氧化物、硝酸等。

②化肥生产过程中的有毒气体主要有氨、一氧化碳、硫化氢、氮氧化物、氟化氢、磷化氢等。

③染料、涂料、助剂的生产过程中主要产生有毒、有害气体及某些有致癌作用的化合物。例如，染料生产中主要有苯、萘、蒽，以及硫化氢、氮氧化物、氨等；涂料生产中主要有光气、二氧化硫、氮氧化物、氯化氢、氰化氢、苯类等；助剂生产中主要有氯、氯化氢、甲醛、有机氟、苯类、二氧化硫、三氯化磷、丙烯醛等。

④化学农药生产过程中主要有三氯化磷、三氯乙醛、氯、氮氧化物、磷化氢、氯化氢、光气、硫化氢，以及农药成品等。

2）生产性粉尘。

①物理作用产生的粉尘。物理作用包括矿山生产中的凿岩、爆破、装渣、运输、选矿，化工机械制造中的选型、清砂、混砂、电焊、研磨，以及树脂、染料的干燥、包装与储运等。

②化学作用产生的粉尘。在加热、焙烧、升华、蒸发等生产环节均可产生粉尘，如铅熔炼时产生氧化铅烟尘等。

3）噪声。空气压缩机、催化"三机"室等可产生流体动力性噪声，球磨机、空气锤、原油泵、粉碎机、机械性传送带等可产生机械性噪声等。

4）高温和低温。化工厂常见的高温热源有高压饱和蒸汽、高压汽水混合物、有机载热体、烟道气、电加热等。在氧化、合成、加热、催化反应、燃烧等过程中，以及夏季（冬季）人工物料转运、现场操作巡回检查等存在高温（低温）作业环境。

因化工行业比较复杂，此处仅介绍常见化工生产过程中可能接触的职业病危害因素。

（2）化工行业可能引起的职业病如下：

1）职业性尘肺病及其他呼吸系统疾病：矽肺、石墨尘肺、碳黑尘肺、石棉肺、滑石尘肺、其他尘肺病、过敏性肺炎、哮喘、刺激性化学物所致慢性阻塞性肺疾病。

2）职业性皮肤病：接触性皮炎、化学性皮肤灼伤、其他职业性皮肤病等。

3）职业性眼病：化学性眼部灼伤。

4）职业性耳鼻喉口腔疾病：噪声聋、牙酸蚀病。

5）职业性化学中毒：砷化氢中毒、氯气中毒、二氧化硫中毒、氨中毒、硫化氢中毒、氮氧化合物中毒、一氧化碳中毒、硫化氢中毒、磷化氢（磷化锌、磷化铝）中毒、氟及其无机化合物中毒、苯中毒、汽油中毒、其他化学中毒等。

6）物理因素所致职业病：中暑、冻伤。

7）职业性肿瘤：联苯胺所致膀胱癌、苯所致白血病、氯乙烯所致肝血管肉瘤、β-萘胺所致膀胱癌。

53. 塑料行业有哪些职业病危害因素和职业病？

塑料是以单体为原料，通过加聚或缩聚反应聚合而成的高分子化合物。塑料主要有两大类：一类是热固性塑料，即在"固化"以后不能再熔塑成型，如氨基、环氧、酚醛、聚氨酯等塑料；另一类是热塑性塑料，能反复熔塑再成型，如聚乙烯、聚丙烯、聚氯乙烯、有机氟等塑料。塑料的生产过程分为两步：第一步是由化工原料制成单体，单体经聚合形成聚合物；第二步将聚合物加工成为塑料成品。在单体聚合以前的生产过程中，劳动者接触毒物机会较多。在聚合过程中，根据不同的产品会分别添加各种添加剂，如填充剂、增塑剂、稳定剂、固化剂、颜料等。

（1）塑料行业主要职业病危害因素如下：

1）氯乙烯。聚氯乙烯的生产以乙炔和氯化氢为原料，通过氯化汞制成氯乙烯单体。在聚合过程中，劳动者可能接触氯乙烯单体，以清釜工最为典型。在聚氯乙烯熔塑再成型过程中，劳动者可接触其热解产物有机锡。在制备聚氯乙烯过程中，劳动者还可能接触氯化汞、氯乙烯、二氯乙烷、盐酸等。

2）苯乙烯。聚苯乙烯的单体苯乙烯有强烈刺激性，高浓度时有麻醉作用，并对中枢和周围神经系统有不良的作用。在聚苯乙烯制备过程中，劳动者可能接触苯、甲苯、二甲苯、丙烯腈及高温环境。

3）双酚 A。聚碳酸酯生产过程中接触最多的是双酚 A 原料，用于制造电绝缘材料、机械部件等。在聚碳酸酯制备过程中，劳动者还可能接触光气、二甲苯、酚、氢氧化钠等。

4）丙酮氰醇、甲醇、氢氰酸。丙烯酸树脂主要包括甲基丙烯酸甲酯、丙烯腈、丙烯酰胺等单体的聚合物，应用最广泛的是聚甲基丙烯醛甲酯（俗称有机玻璃），用于汽车、仪表等行业的高级透明材料配件。劳动者主要接触氢氰酸、丙酮氰醇、甲醇、丙酮、甲苯等。

5）甲苯二异氰酸酯（TDI）。在聚氨酯生产过程中，劳动者可能接触 2,4-甲苯二异氰酸酯、光气、苯胺、高温等。

6）环氧氯丙烷和液态环氧树脂。环氧树脂是由双酚 A 与环氧氯丙烷单体在苛性碱作用下缩聚而成的，用作黏合剂、涂料，并用于制造层压板，即玻璃钢及泡沫塑料等。在环氧树脂制备中，劳动者还可能接触苯、酚、硫酸、盐酸、氢氧化钠等。

7）酚、甲醛。酚醛树脂由酚类和醛类（甲醛、糠醛、丙烯醛等）缩聚而成。常用的品种由苯酚和甲醛缩聚而成，俗称电木。在酚醛树脂制备中，劳动者还可能接触苯胺、酚、甲醛、盐酸等。

8）有机锡。在聚氯乙烯加工成型过程中，聚氯乙烯在高温下会分解，使用有机锡稳定剂可保持聚氯乙烯的稳定，同时产生有机锡氯化物。该化合物的毒性远远高于有机锡稳定剂本身。

因塑料行业比较复杂，此处仅介绍常见塑料生产过程中可能接触的职业病危害因素。

（2）塑料行业可能引起的职业病如下：

1）职业性尘肺病及其他呼吸系统疾病：哮喘、刺激性化学物所致慢性阻塞性肺疾病。

2）职业性皮肤病：接触性皮炎、化学性皮肤灼伤、其他职业性皮肤病等。

3）职业性眼病：化学性眼部灼伤。

4）职业性耳鼻喉口腔疾病：噪声聋、牙酸蚀病。

5）职业性化学中毒：汞及其化合物中毒、磷及其化合物中毒、氯气中毒、光气中毒、氨中毒、一氧化碳中毒、氟及其无机化合物中毒、氰及腈类化合物中毒、有机锡中毒、苯中毒、甲苯中毒、二甲苯中毒、正己烷中毒、汽油中毒、有机氟聚合物单体及其热裂解物中毒、二氯乙烷中毒、四氯化碳中毒、氯乙烯中毒、三氯乙烯中毒、氯丙烯中毒、苯的氨基及硝基化合物（不包括三硝基甲苯）中毒、甲醇中毒、酚中毒、甲醛中毒、硫酸二甲酯中毒、其他化学中毒等。

6）物理因素所致职业病：中暑。

7）职业性肿瘤：苯所致白血病，氯甲醚、双氯甲醚所致肺癌，氯乙烯所致肝血管肉瘤。

54. 塑料制品行业有哪些职业病危害因素和职业病?

塑料制品是以塑料为主要原料加工而成的生活、工业等用品的统称。工艺流程主要包括塑料配料、成型、机械加工、接合、修饰、装配等工序。后4个工序是在塑料已经加工成制品或半制品后进行的,又称为塑料二次加工。目前,塑料制品生产加工所用原料一般有PVC（聚氯乙烯）、ABS（丙烯腈−丁二烯−苯乙烯三元共聚物）、PE（聚乙烯）、PP（聚丙烯）、PS（聚苯乙烯）、POM（聚甲醛）、EPS（可发性聚苯乙烯）等。

（1）塑料制品行业主要职业病危害因素如下:

1）化学毒物。在成型工序中,塑料原料加热到一定温度可能发生裂解,释放出单体和其他多种裂解产物。在接合工序中,环氧树脂用作黏合剂、涂料,并用于制造层压板,即玻璃钢及泡沫塑料等。在修饰工序中的印刷工艺,使用的油墨、有机溶剂等可给作业岗位带来苯、甲苯、二甲苯、乙苯、乙酸乙酯、乙醇、乙酸丙酯、甲醇等物质。在产品检验过程中,劳动者可能接触正己烷。

2）生产性粉尘。在塑料配制、捏合过程中,除树脂外,还需要添加各类助剂、色母等,其中的铅盐类热稳定剂、碳酸钙等填充剂大多为粉状物质。

3）噪声。粉碎、造粒、挤出、印刷、喷漆、除尘等过程可产生噪声。

4）高温。在塑料成型、固化、瓦楞纸热熔等过程中,劳动者可接触到高温。

（2）塑料制品行业可能引起的职业病如下:

57

1）职业性尘肺病及其他呼吸系统疾病：其他尘肺病、过敏性肺炎、哮喘。

2）职业性皮肤病：接触性皮炎、其他职业性皮肤病等。

3）职业性耳鼻喉口腔疾病：噪声聋。

4）职业性化学中毒：铅及其化合物中毒、氮氧化合物中毒、氰及腈类化合物中毒、苯中毒、甲苯中毒、二甲苯中毒、正己烷中毒、汽油中毒、氯乙烯中毒、甲醇中毒、甲醛中毒、其他化学中毒等。

5）物理因素所致职业病：中暑。

55. 纺织行业有哪些职业病危害因素和职业病？

纺织行业是指将天然纤维或化学纤维加工成各种纱、丝、绳、织物及其色染制品的工业，主要包括棉纺织、毛纺织、丝纺织、麻纺织及合成纤维纺织等。纺织行业工艺流程大致分为原料处理、纺纱、织布机整理、染整等。

（1）纺织行业主要职业病危害因素如下：

1）生产性粉尘。粉尘主要存在于原料处理、纺纱、机织准备和制造过程中，尤其以原料处理过程为最严重。有机粉尘主要存在于加工棉纺、麻纺、毛纺、细纺的作业过程中，其他粉尘如皮辊修理作业接触的橡胶粉尘等。

2）高温、高湿。纺织工艺要求温度保持在 18 ℃以上，相对湿度一般保持在 40%~80%，以中和棉纤维上的电荷。夏季纺织车间温度可达 40 ℃以上，相对湿度在 60%左右。尤其是浆纱车间，夏季相对湿度可达 80%以上，是典型的高温、高湿作业环境。单纯的高温存在于原料处理和辅助工种，如毛纺的炭化工艺、铸针等。高温、高湿存在于原料处理、纺纱、机织准备、制造工艺等。

3）噪声和振动。噪声主要存在于纺纱、织造等工艺过程。织布车间的噪声最大，可达 100 dB（A）左右。

4）化学毒物。化学毒物主要存在于原料处理、机织准备和辅助工序。麻纺的原料处理工艺可能接触氢氧化钠、硫化氢、乙醇、氯气；毛纺的洗毛工艺可能接触碳酸钠；炭化工艺可能接触硫酸；浆纱工艺可能接触酚；皮辊修理可能接触苯；修箱、修焊针、铸件岗位可能接触铅及其化合物等；使用苯胺染布和印花及干燥过程可能接触苯胺蒸气和液体。

5）生物因素。开毛、选毛工艺可能接触炭疽杆菌、布鲁氏菌，棉麻毛原料仓储运输工种可能接触螨、蚤等。

6）电离辐射。用钴-60（^{60}Co）进行羊毛消毒时可能接触电离辐射。

（2）纺织行业可能产生的职业病如下：

1）职业性尘肺病及其他呼吸系统疾病：棉尘病、其他尘肺病、过敏性肺炎、哮喘。

2）职业性皮肤病：接触性皮炎、化学性皮肤灼伤。

3）职业性耳鼻喉口腔疾病：噪声聋。

4）职业性眼病：化学性眼部灼伤。

5）职业性化学中毒：铅及其化合物中毒、氯气中毒、硫化氢中毒、苯中毒、苯的氨基及硝基化合物中毒、酚中毒等。

6）物理因素所致职业病：中暑。

7）职业性放射性疾病：外照射急性放射病。

8）职业性传染病：炭疽、布鲁氏菌病。

9）职业性肿瘤：联苯胺所致膀胱癌、苯所致白血病。

（3）纺织行业职业有关疾病如下：

1）对呼吸系统的影响。在粉尘弥漫的车间，粉尘进入劳动者呼吸道和肺部，可引起鼻炎、咽炎、肺炎等。有的劳动者首次接触棉尘，还会产生一种过敏性疾病——"纺织热"。

2）对肌肉骨骼的影响。劳动者需要长时间站立并来回走动时，易出现扁平足、下肢静脉曲张、腰背痛等。两手肌肉经常处于紧张状态时，易引起腱鞘炎。

3）对视力的影响。纺织行业穿箍、验布、择补工种等易存在不良照明和视觉紧张情况，照明不合理会造成视力减弱。

56. 印染行业有哪些职业病危害因素和职业病？

印染是用纺织的坯布进行练漂、染色、印花、整理及包装的工作过程。对棉、麻、丝、化学纤维纺织品的加工称为印染，对毛纺织品的加工称为染整。印染的主要工序为练漂、染色、印花、后整理等。

（1）印染行业主要职业病危害因素如下：

1）高温、高湿。高温、高湿主要存在于湿态加工过程中，如练漂、染色、印花、整理等，相对湿度大于80%，夏季室温可达40 ℃以上。

2）化学毒物。因染料的种类不同，使用过程中可接触氮氧化物、硫化氢、苯胺、联苯胺等化学毒物。

3）噪声。烧毛机、空气压缩机、送风机、引风机和高压高速排气等均可产生较强噪声。

（2）印染行业可能引起的职业病如下：

1）职业性皮肤病：接触性皮炎、化学性皮肤灼伤。

2）职业性耳鼻喉口腔疾病：噪声聋。

3）职业性化学中毒：氮氧化合物中毒、硫化氢中毒、苯中毒、甲苯中毒、二甲苯中毒、苯的氨基及硝基化合物（不包括三硝基甲苯）中毒、其他化学中毒等。

4）物理因素所致职业病：中暑。

5）职业性肿瘤：联苯胺所致膀胱癌。

57. 服装行业有哪些职业病危害因素和职业病？

服装行业是指将麻、棉、布等各种天然或合成高分子材料经过生产、加工制成服装产品的行业。服装加工主要有裁剪、缝纫和熨烫3个工序，多采用流水作业。

（1）服装行业主要职业病危害因素如下：

1）粉尘。棉尘、其他粉尘等来源于原料裁剪及缝纫过程。

2）物理因素。噪声来源于裁床、缝纫机等生产设备。高温来源于黏合机、烫台与熨斗等生产设备。

3）化学毒物。①甲醛：需进行耐久压烫整理的服装，因其部分面料含有甲醛等，可散发至生产车间。②二甲基甲酰胺：常用于织物的防水处理。③二氯甲烷、四氯化碳、正己烷等：多为枪水的主要成分，常用于服装、面料去污。

（2）服装行业可能引起的职业病如下：

1）职业性尘肺病及其他呼吸系统疾病：过敏性肺炎、棉尘病、哮喘。

2）职业性皮肤病：接触性皮炎、其他职业性皮肤病。

3）职业性耳鼻喉口腔疾病：噪声聋。

4）职业性化学中毒：正己烷中毒、四氯化碳中毒、甲醛中毒、二甲基甲酰胺中毒、其他化学中毒等。

5）物理因素所致职业病：中暑。

（3）服装行业职业有关疾病。肌肉骨骼疾患属于缝纫工多发病，与缝纫工长期保持坐位前倾姿势操作、熨烫工长时间手拿熨斗有关，工龄较长的劳动者甚至发生腕部腱鞘炎、肩周炎、颈椎病等。

58. 制鞋行业有哪些职业病危害因素和职业病？

制鞋是指将制鞋原材料（面料、辅料、底料等），按照制作要求制成成品鞋的过程。制鞋行业是劳动力密集的轻工行业，基本制作过程由鞋底加工、鞋面（鞋帮）加工、成型加工3道主要工序组成。鞋底加工是指天然橡胶或人工合成橡胶经过提炼、发泡铸模等，鞋面（鞋帮）加工是对面料进行裁断、加工、缝纫（针车）、胶合等，成型是将鞋底部分与鞋面部分黏合形成成品。

（1）制鞋行业主要职业病危害因素如下：

1）粉尘。面料裁断、制作、商标和图案刺绣，鞋底配料、投料、造粒、打磨和抛光，成型缝纫、黏合处打磨等环节均可产生粉尘，包括白炭黑粉尘以及皮毛粉尘等有机粉尘。

2）化学毒物。商标印刷、商标和图案喷漆、调胶黏剂、刷胶、黏合等，可接触多种有机溶剂，如苯、甲苯、二甲苯、乙苯、二氯甲烷等。在鞋底加工中，劳动者可能接触苯乙烯、硫化氢、二氧化硫、氧化锌等。

3）噪声。面料裁断、鞋面制作、商标和图案刺绣，橡胶密炼、橡胶开炼、造粒，鞋底打磨和抛光、鞋垫初加工、缝纫、黏合处打磨等均会产生噪声。

4）高温。鞋面零部件压合、橡胶密炼/开炼/硫化、鞋底成型、鞋底注塑、鞋垫初加工、鞋垫热合、鞋底处理/刷胶、帮底黏合等均会产生高温。

5）激光。使用激光裁断机裁断面料时，劳动者可能接触激光。

（2）制鞋行业可能引起的职业病如下：

1）职业性尘肺病及其他呼吸系统疾病：其他尘肺病、过敏性肺炎、哮喘。

2）职业性皮肤病：接触性皮炎、其他职业性皮肤病等。

3）职业性耳鼻喉口腔疾病：噪声聋。

4）职业性化学中毒：二氧化硫中毒、苯中毒、甲苯中毒、二甲苯中毒、正己烷中毒、汽油中毒、二氯乙烷中毒、三氯乙烯中毒、氯丁二烯中毒、其他化学中毒等。

5）物理因素所致职业病：中暑、激光所致眼（角膜、晶状体、视网膜）损伤。

6）职业性肿瘤：苯所致白血病。

59. 电子行业有哪些职业病危害因素和职业病？

电子行业是指所有与电子相关的产业，包括元器件上下游、整机制造、电子生产设备与材料制造，以及电子制造服务等。具体来讲，电子行业包括通信设备、电子计算机及其他电子设备的制造。电子产品生产工艺包括零件与元器件组装成部件、部件组装成整机，其核心工作是将元器件组装成具有一定功能的电路板部件或组件（PCBA）。

（1）电子行业主要职业病危害因素如下：

1）化学毒物。在装配、封装等工序的锡焊过程中，劳动者可能接触铅及其化合物、二氧化锡；在电路板制造过程中，劳动者可能接触氰化物、甲醛、氨、三氯乙烯；在液晶显示器制造过程中，劳动者可能接触氯气、氨气、二氧化氮、磷化氢、氟化氢及铟锡氧化物等；集成电路芯片制造中存在氢氟酸、氯气、盐酸、氨、磷化氢等化学品；另外，生产中广泛使用的松香、元件清洁剂、胶水、原料等含多种有机溶剂，如三氯乙烯、正己烷等。

2）物理因素。在切割、抛光、整形等过程中，劳动者可能接触噪声；在滚磨去毛刺、调频测试等工序中，劳动者可能接触高频电磁辐射；在焊接、切割、钻孔等过程中，劳动者可能接触激光。

3）粉尘。在配料、喷砂、喷粉、去毛刺等工序中，劳动者可能接触矽尘、石墨粉尘、其他粉尘等。

4）电离辐射。在产品测试环节使用 X 射线衍射仪、离子注入机、晶向检测仪、形貌检测仪等射线装置均可产生 X 射线。

（2）电子行业可能引起的职业病如下：

1）职业性尘肺病及其他呼吸系统疾病：石墨尘肺、其他尘肺病、过敏性肺炎、哮喘、刺激性化学物所致慢性阻塞性肺疾病。

2）职业性皮肤病：接触性皮炎、化学性皮肤灼伤、其他职业性皮肤病等。

3）职业性眼病：化学性眼部灼伤。

4）职业性耳鼻喉口腔疾病：噪声聋。

5）职业性化学中毒：铅及其化合物中毒、氮氧化合物中毒、磷化氢（磷化锌、磷化铝）中毒、氟及其无机化合物中毒、氰及腈类化合物中毒、苯中毒、甲苯中毒、二甲苯中毒、正己烷中毒、汽油中毒、二氯乙烷中毒、四氯化碳中毒、三氯乙烯中毒、铟及其化合物中毒、其他化学中毒等。

6）物理因素所致职业病：激光所致眼（角膜、晶状体、视网膜）损伤。

7）职业性肿瘤：苯所致白血病。

60. 电池行业有哪些职业病危害因素和职业病?

将各种能量直接转化为直流电能的发电装置称为电池。电池分为蓄电池和干电池两大类。蓄电池有铅酸电池、镍镉电池、银锌电池和锂电池等,干电池有锌锰电池、镁锰电池、碱性电池等。电池生产工艺流程基本相似,即分别按正负极进行配料、搅拌、和膏、涂板、分板,再将正负极板进行包板、卷绕、焊接、装壳、注酸(或电解液)、充电、丝印和包装等。

(1)电池行业主要职业病危害因素如下:

1)金属危害。在铅酸蓄电池生产中,铅合金制造、铅粉制造、板栅制造、和膏等岗位以及铅零件房均可产生铅尘、铅烟。在锌锰干电池生产中,配料、搅拌、打电芯和包纸卷绕等工序可产生氯化汞、氯化锌。在镍镉电池生产中,配料、投料、搅拌、拉浆等岗位均可产生镉粉尘、镍粉尘。

2)粉尘。锂电池生产中的配料、涂布、制片,以及锌锰干电池生产中的配料、搅拌、打电芯和包纸卷绕等工序,可产生石墨粉尘、炭黑粉尘。

3)化学毒物。在铅酸蓄电池生产中,配胶、丝印等岗位会接触苯、甲苯、二甲苯、丙酮、丁酮、乙酸乙酯等有机溶剂;硫酸储存、配酸、加酸、充电化成等岗位可产生酸雾。在锂电池生产中,注液岗位可产生氟化物(六氟磷酸锂)和酯类有机溶剂(如碳酸丙烯酯等),轧模、擦洗岗位会接触酮类。在镍氢电池生产中,注液工序存在氢氧化钠、氢氧化钾,配胶、丝印等工序会接触甲苯、二甲苯、乙醇等化学毒物。

4)噪声。铅酸蓄电池生产中端子制造、板栅制造、收板、分板、刷耳、清洗、脱模等工序，镍镉电池生产中搅拌、分板等工序，镍氢电池生产中切片、车坑、碰顶等工序，锂电池生产中阳极和阴极搅拌、冲压等工序，均可产生噪声。

5）高温和热辐射。铅溶解、铸铅球、预制铅锑合金、浇注铅栅、极板干燥等均存在高温和热辐射。

6）电离辐射。若使用同位素氪-85（^{85}Kr）用于锂离子电池极片测厚，将产生电离辐射。

（2）电池行业可能引起的职业病如下：

1）职业性尘肺病及其他呼吸系统疾病：石墨尘肺、碳黑尘肺、其他尘肺、哮喘、硬金属肺病。

2）职业性皮肤病：化学性皮肤灼伤、其他职业性皮肤病等。

3）职业性耳鼻喉口腔疾病：噪声聋。

4）职业性化学中毒：铅及其化合物中毒、汞及其化合物中毒、锰及其化合物中毒、镉及其化合物中毒、氟及其无机化合物中毒、苯中毒、甲苯中毒、二甲苯中毒、其他化学中毒等。

5）物理因素所致职业病：中暑。

6）职业性放射性疾病：外照射急性放射病。

7）职业性肿瘤：苯所致白血病。

61. 五金制品行业有哪些职业病危害因素和职业病？

五金制品是指日常生活和工业生产中使用的辅助性、配件性的各种金属器件，如五金工具、五金零部件、日用五金、建筑五金以及安防用品等。五金制品多采用锻造、压延、切割等物理方法加工制造而成。五金制品除采用各种金属材料外，还广泛采用塑料、玻璃纤维等非金属材料制作。五金制品生产工艺为金属件冲压、焊接、铆接、打磨、抛光、清洗、检验、成品等。

（1）五金制品行业主要职业病危害因素如下：

1）化学毒物。生产过程中可能接触的化学毒物主要有正己烷、环己烷、甲苯、三氯乙烯、锰及其无机化合物、一氧化碳等。

2）粉尘。五金制品行业存在的粉尘主要是电焊烟尘，存在于激光焊接和机械手焊接岗位。此外，打磨、抛光工序也可产生粉尘。

3）噪声与振动。冲压、清洗、激光/机械手焊接均可产生噪声，打磨过程可产生噪声与振动。

4）紫外线和激光。紫外线和激光由激光/机械手焊接产生。

（2）五金制品行业可能引起的职业病如下：

1）职业性尘肺病及其他呼吸系统疾病：电焊工尘肺、其他尘肺病等。

2）职业性皮肤病：接触性皮炎、电光性皮炎、其他职业性皮肤病等。

3）职业性耳鼻喉口腔疾病：噪声聋。

4）职业性化学中毒：锰及其化合物中毒、氮氧化合物中毒、一氧化碳中毒、甲苯中毒、三氯乙烯中毒、其他化学中毒等。

5）物理因素所致职业病：手臂振动病、激光所致眼（角膜、晶状体、视网膜）损伤。

62. 家具行业有哪些职业病危害因素和职业病？

广义的家具是指供人类维持正常生活、从事生产实践和开展社会活动必不可少的一类器具。狭义的家具是生活、工作或社会交往中供人们坐、卧、躺或支承与储存物品的一类器具与设备。家具的主要制作过程包括配料、机加工、装配、油漆、包装等。

（1）家具行业主要职业病危害因素如下：

1）噪声与振动。开料、锯料、镂铣、修边、打磨、抛光、电动刨光、凿孔等过程均可接触较强噪声。

2）化学毒物。苯、甲苯、二甲苯、溶剂汽油、乙酸丁酯、乙胺、乙酸乙烯酯、二甲基甲酰胺等主要存在于油漆、表面清洁、皮革制品加工、覆膜吸塑等操作过程。另外，以刨花板、中纤板、细木工板为原料的加工过程还可接触甲醛。

3）木尘。开料、锯料、镂铣、修边、打磨、抛光等过程均可产生木粉尘。钢木家具的表面处理、喷涂等还可产生其他粉尘。

4）电磁辐射。钢木家具中的钢管和钢材采用高频焊接时，劳动者会受到高频电磁场的影响。

（2）家具行业可能引起的职业病如下：

1）职业性尘肺病及其他呼吸系统疾病：其他尘肺病、过敏性肺炎、哮喘。

2）职业性耳鼻喉口腔疾病：噪声聋。

3）职业性化学中毒：苯中毒、甲苯中毒、二甲苯中毒、汽油中毒、甲醛中毒、二甲基甲酰胺中毒、其他化学中毒等。

4）物理因素所致职业病：手臂振动病。

5）职业性肿瘤：苯所致白血病。

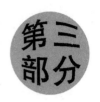

第三部分 粉尘与尘肺病

63. 什么是生产性粉尘?

粉尘是指能较长时间悬浮在空气中的微小固体颗粒。在生产中形成的,能长时间悬浮在空气中的固体微粒称为生产性粉尘。生产性粉尘是污染作业环境、损害劳动者健康的重要职业病危害因素,可引起包括尘肺病在内的多种职业病。现阶段,我国尘肺病在职业病发病病例中的比例高居不下,截至 2021 年年底,我国尘肺病病例数占全部职业病报告总病例数的 76.6%。

64. 生产性粉尘的主要来源有哪些?

生产性粉尘的来源十分广泛,如矿山开采、隧道开凿、建筑、运输,冶金工业中的原料准备、矿石粉碎、筛分、选矿、配料,机械制造业中的原料破碎、配料、清砂、耐火材料、玻璃、水泥、陶瓷等工业的原料加工、打磨、包装,皮毛、纺织工业的原料处理,化学工业中固体颗粒原料的加工处理、包装等过程。

生产性粉尘的来源决定了不同行业接触粉尘的机会不同。在不同生产场所,可以接触不同性质的粉尘。例如,在采矿、建筑施工、铸造、耐火材料及陶瓷等行业,主要接触的粉尘是含石英的混合粉尘;

石棉开采、加工制造石棉制品时接触的主要是石棉或含石棉的混合粉尘；焊接、金属加工及冶炼时接触金属及其化合物粉尘；农业、粮食加工、制糖工业、动物管理及纺织工业等，以接触植物或动物性有机粉尘为主。[1]

65. 粉尘是如何分类的?

常用的粉尘分类方法有两种：一种是按粉尘的性质分类，另一种是按粉尘颗粒的大小分类。

（1）按粉尘的性质，可将粉尘分为无机性粉尘、有机性粉尘、混合性粉尘。

1）无机性粉尘包括矿物性粉尘、金属性粉尘及人工无机性粉尘。

①矿物性粉尘如石英粉尘、石棉粉尘、煤尘等，是致肺纤维化的主要粉尘。其中，石英粉尘、石棉粉尘又称为高危粉尘。

②金属性粉尘如铁、铝、锌及其氧化物粉尘等，致肺纤维化程度较轻，多表现为金属及其化合物粉尘肺沉着病、硬金属肺病等。

③人工无机性粉尘如金刚砂、水泥粉尘、玻璃粉尘等。

2）有机性粉尘包括动物性粉尘（如兽毛、鸟毛、骨质等）、植物性粉尘（如木粉尘、烟草尘、面粉尘等）和人工有机性粉尘（如炸药、有机染料、合成纤维等）。这类粉尘不会导致肺纤维化，通常引起过敏性肺炎、哮喘等。

3）混合性粉尘指上述各类或同类粉尘中几种粉尘的混合物，如金属研磨时，金属和磨料粉尘混合物等。

（2）按粉尘颗粒的大小，可将粉尘分为灰尘、尘雾和烟尘。

---

[1]　以下相关内容中，除特殊注明，将生产性粉尘简称为粉尘。

1）灰尘（尘埃）颗粒的直径大于 10 μm，在静止的空气中加速沉降，不扩散。

2）尘雾（雾尘）颗粒的直径在 0.1~10 μm，在静止的空气中等速降落，不易扩散。

3）烟尘颗粒的直径为 0.001~0.1 μm，因其大小接近空气分子，受空气分子的冲撞呈布朗运动（不规则运动），几乎完全不沉降或非常缓慢而曲折地降落。

粉尘颗粒的大小不同，在空气中滞留的时间也不同，直接影响劳动者的接尘时间。因此，粉尘在空气中呈现的状态不同，所采取的治理方法也不同。

66. 粉尘是如何进入人体的?

粉尘通过呼吸道进入体内，大部分又可通过呼吸被排出体外，只有少量粉尘能滞留在下呼吸道和肺泡内，这与粉尘的卫生学分类有密切关系。根据粉尘的卫生学分类，粉尘可分为总粉尘和呼吸性粉尘。总粉尘是指可进入整个呼吸道（鼻、咽、喉、支气管、细支气管和肺泡）的粉尘，简称总尘；呼吸性粉尘是按呼吸性粉尘标准测定方法所采集的可进入肺泡的粉尘粒子，其空气动力学直径在 7.07 μm 以下，空气动力学直径为 5 μm 的粉尘粒子采样效率为 50%，简称呼尘。

粉尘在呼吸系统的沉积可分为 3 个区域：①上呼吸道区（包括鼻、口、咽和喉部）；②气管、支气管区；③肺泡区（无纤毛的细支气管及肺泡）。一般认为空气动力学直径在 10 μm 以上的尘粒大部分沉积在鼻咽部；2.5~10 μm 的尘粒可进入呼吸道的深部，但多数沉积于上呼吸道和大支气管；只有小于 2.5 μm 的尘粒才可进入细支气管和肺泡，而沉积在肺泡内的粉尘才有可能引起尘肺病。

67. 什么是可燃性粉尘?

粉尘不仅污染作业环境，危害劳动者身心健康，有些粉尘达到一定浓度时，遇到明火易被引燃，进而引发爆炸，对安全生产危害极大。

凡是在常温常压下与空气混合后可能燃烧或闷燃的粉尘、纤维或飞絮均可称为可燃性粉尘。当悬浮在空气中的可燃性粉尘达到一定浓度时，遇高温、明火、电火花、静电、撞击等可发生爆炸，所以又将这类粉尘称为爆炸性粉尘。爆炸性粉尘包括金属（如镁粉、铝粉、锌粉等）、碳素（如活性炭、电炭、煤粉等）、粮食（如面粉、糖粉、淀粉等）、饲料（如血粉、鱼粉等）、农副产品（如棉花、亚麻、烟草粉尘等）、林产品（如纸粉、木粉、纤维粉尘等）。

粉尘爆炸是指悬浮于空气中的可燃性粉尘在爆炸极限范围内，遇到热源（明火、电火花、放电、高温等）时发生的爆炸。发生粉尘爆炸时，火焰瞬间传播至整个混合粉尘空间，化学反应速度极快，同时释放大量的热，形成高温和强压，系统的能量转化为机械能以及光和热的辐射，具有很强的破坏力，易产生二次或多次爆炸，并能产生有毒气体。

粉尘爆炸的条件之一是要有足够的浓度，即"粉尘浓度超标"，也就是在爆炸极限范围内。例如，煤尘质量浓度达到 30 g/m³ 以上、铁粉尘质量浓度达到 120 g/m³ 就可发生爆炸。

68. 接触粉尘的主要行业和工种有哪些?

粉尘是我国最主要的职业病危害因素，接触粉尘的行业和工种主要如下：

（1）矿山开采。矿山开采行业是粉尘危害最严重的行业之一。在金属或非金属矿山，接触粉尘最多的工种是凿岩工、放炮工、支柱工、运输工等；在煤矿，接触粉尘最多的工种主要是掘进工、采煤工、搬运工等。

（2）机械制造。在金属铸件制造中，接触粉尘的工种主要包括配砂、混砂、成型以及铸件的打箱、清砂等。

（3）冶炼。在金属冶炼中，矿石的粉碎、烧结、选矿等可产生大量的粉尘。

（4）建筑材料。耐火材料、玻璃、水泥制造业，石料的开采、加工、粉碎、过筛，以及陶瓷原料的混配、成型、烧炉、出炉和搪瓷等接触粉尘较多。

（5）筑路业。铁路、公路修建中的隧道开凿及铺路接触粉尘较多。

（6）水利电力业。水利电力行业中的隧道开凿及运输接触粉尘较多。

（7）其他。石碑石磨加工、玉器玛瑙加工、大理石瓷砖加工等接触粉尘较多。

69. 粉尘对人体有哪些危害？

粉尘的种类和理化性质不同，对机体的损害也不同。按其作用部位和病理性质，可将粉尘危害归纳为肺部疾病、局部作用、全身中毒、变态反应和致癌作用5个方面。

（1）肺部疾病。肺部疾病包括尘肺病、金属及其化合物粉尘肺沉着病、硬金属肺病，以及慢性呼吸系统疾病、肺肉芽肿和肺癌等。

（2）局部作用。接触或吸入粉尘，会对皮肤、角膜、黏膜等产生局部的刺激作用，并产生一系列的病变。例如，吸入粉尘可导致咽炎、喉炎、气管及支气管炎等，粉尘作用于皮肤可导致阻塞性皮脂炎、粉刺、毛囊炎、脓皮病，金属粉尘可引起角膜损伤、混浊，沥青粉尘可引起光感性皮炎。

（3）全身中毒。吸入含有铅、锰、砷等毒物的粉尘，可引起全身中毒。

（4）变态反应。某些粉尘，如棉花和大麻的粉尘可能是变应原，可引起支气管哮喘、上呼吸道炎症和间质性肺炎等。

74

（5）致癌作用。例如，长期在有放射性粉尘、氡气、放射性外照射的矿井中工作可致肺癌等职业性放射性肿瘤，石棉粉尘可引起肺癌、间皮瘤等。二氧化硅被世界卫生组织国际癌症研究机构列为第一类肺癌致癌物。

70. 影响粉尘致病作用的主要因素有哪些?

粉尘的物理化学性质以及粉尘在肺内的蓄积量决定了粉尘对人体危害的性质和程度。

（1）粉尘的化学性质。粉尘的化学组成是决定粉尘生物学作用的主要因素。矿物粉尘致肺纤维化能力的强弱，主要取决于致纤维化粉尘的性质及含量。致纤维化粉尘的含量越高，其致纤维化作用越强，病变发生越快，进展也越快。其中，致纤维化能力最强的粉尘是游离二氧化硅粉尘，一般将游离二氧化硅质量分数大于10%的粉尘定义为矽尘。

（2）粉尘的分散度。分散度是指生产过程中物质被粉碎的程度，粉尘中小的颗粒越多，分散度就越高。不同的生产过程和生产工艺所产生的粉尘颗粒的分散度是不同的。粉尘颗粒的分散度越高，在空气中飘浮的时间就越长，被吸入的可能性就越大。真正能够进入肺泡并沉积于肺内引起生物学作用的是粒径小于 5 μm 的粉尘。

（3）粉尘的浓度。同一生产过程产生的粉尘，其化学性质和分散度相同时，其致病作用的强弱主要与浓度有关。粉尘的浓度，特别是呼吸性粉尘的浓度越高，吸入的量就越大，可能沉积在肺内的粉尘也就越多，越容易发病。

（4）粉尘的荷电性。粉碎过程中产生的固体颗粒往往具有荷电性，即粉尘带有电荷。另外，粉尘颗粒在流动过程中也可能因为互相摩擦或吸附空气中的其他离子而带电荷。带相同电荷的粉尘，颗粒间相互排斥，粉尘就不易聚集，便能更长时间地飘浮于空气中，因而其被吸入的可能性就大；带不同电荷的粉尘，互相能聚集成较大的颗粒，加速其沉降，被吸入的可能性就小。

（5）粉尘的形态和表面活性。球形颗粒在空气中的阻力小，易于沉降，而形状不规则的颗粒相对来说沉降较慢，悬浮时间则较长。致纤维化粉尘表面的生物活性也会影响致纤维化作用。新产生的粉尘颗粒表面有较多的自由基，对人体的损伤作用更强。

（6）个体因素。对同一工种，在粉尘接触量相同的劳动者中，有部分人发病，也有人不发病或发病较轻，这是因为每个人的个体因素不相同。一些患有慢性支气管炎、哮喘、肺气肿等慢性呼吸系统疾病的劳动者以及吸烟者容易受粉尘的危害，免疫状况差的人更易受粉尘的危害。

（7）个体防护。劳动者个体防护意识的强弱以及防护用品的选择和使用方法是否得当，也是影响粉尘致病作用的因素。

75

71. 什么是尘肺病？

尘肺病是劳动者在职业活动中长期吸入生产性矿物性粉尘并在肺内潴留而引起的以肺组织弥漫性纤维化为主的疾病。尘肺病是职业病中影响最广、危害最严重的一类疾病。

吸入粉尘的种类和性质不同，尘肺病的类型、病变的发生和发展情况也各有不同。从尘肺病发病机制及病理演变过程来看，肺组织纤维化主要是吸入无机矿物性粉尘后肺组织一系列病理反应的结果。肺纤维化不可逆转，一旦患病，会造成患者肺功能下降，影响生活质量，甚至缩短寿命，因此，早诊断、早干预才可能将肺功能维持在较好的状态。

72. 法定尘肺病的种类有哪些？

根据《职业病分类和目录》，我国法定尘肺病共有 13 种。其中，有 4 种是根据工种命名的，有 8 种是根据导致尘肺病的粉尘种类命名的，另外一种为开放性条款——其他尘肺病。

（1）矽肺。矽肺又称硅肺，是在生产环境中长期吸入大量游离二氧化硅粉尘（一般指游离二氧化硅质量分数在 10% 以上的粉尘）所引起的以肺部广泛的结节性纤维化为主的疾病。矽肺是尘肺病中最常见、进展最快、危害最严重的一种类型。矽肺一般在持续吸入矽尘 15~20 年发病，有的需要更长时间，发病后即使脱离粉尘作业，病变仍可继续发展。少数情况下，持续吸入高浓度、游离二氧化硅含量高的粉尘，经 1~2 年即可发病，称为速发型尘肺。矽肺常发生于矿山凿岩、爆破、粉碎或碾磨硅石，以及耐火材料、玻璃、陶瓷器皿制作和清砂、喷砂、石粉加工等作业。其中，最典型的是由石英粉尘引起的矽肺，发病率高，发病工龄短，进展快，病死率高，是危害最严重的尘肺病。

（2）煤工尘肺。煤工尘肺是指煤矿工人长期吸入生产环境中的粉尘（煤尘、煤矽混合尘）所引起的肺部病变的总称。一般将长期吸入煤尘（含5%以下游离二氧化硅）引起的肺组织纤维化称为煤肺，其发病率较低，发病工龄多为10~20年，病变轻、进展缓慢，多见于采煤工、选煤工、煤炭装卸工。将长期吸入大量煤矽混合尘引起的以肺纤维化为主的疾病称为煤矽肺，多见于开采、凿岩，以及采煤与岩石掘进的混合作业。煤矽肺兼有矽肺和煤肺的特征，病情进展较快，一般发病工龄为5~10年。煤肺和煤矽肺均不是尘肺病的"法定用语"，因此不能作为尘肺病诊断名称使用。

（3）石墨尘肺。石墨尘肺是劳动者长期吸入较高浓度的石墨粉尘所引起的尘肺病。石墨开采、碎矿、浮选、烘干、筛粉和包装，制造坩埚、电极、耐腐蚀管材等石墨制品，用石墨作铸模涂料、钢锭涂覆剂、原子反应堆减速剂等过程均可接触石墨粉尘。石墨尘肺可分为两类：接触游离二氧化硅质量分数在5%以下的石墨粉尘所致的尘肺为石墨肺，接触游离二氧化硅质量分数超过5%的石墨粉尘所致的尘肺为石墨矽肺。石墨尘肺的发病工龄约为20年。石墨肺和石墨矽肺也不能作为尘肺病诊断名称使用。

（4）碳黑尘肺。碳黑尘肺是由生产和使用炭黑的劳动者长期吸入较高浓度的炭黑粉尘所引起的尘肺病。炭黑主要用于橡胶、塑料、干电池及油墨、油漆、颜料等行业。炭黑粉尘游离二氧化硅质量分数仅为0.5%~1.5%，粉尘粒径极小，质量轻，极易飞扬。碳黑尘肺的发病工龄约为15年。

（5）石棉肺。石棉肺是指劳动者长期吸入石棉粉尘而引起的以肺间质纤维化为主要病变的尘肺病。开采过程如凿岩、破碎、筛选，加工过程如弹花、纺纱、编织等，可产生石棉粉尘。石棉粉尘越多，危害越大。石棉肺发病较慢，往往在接触10年后发病。石棉粉尘还可导致肺癌和间皮瘤两种职业性肿瘤，尤以胸膜间皮瘤者多见。

（6）滑石尘肺。滑石尘肺是由劳动者长期吸入滑石粉尘而引起的肺部弥漫性纤维化的一种疾病，属于硅酸盐类尘肺。滑石尘肺主要见于滑石开采、加工、储存、运输和使用的劳动者，发病工龄一般在10年以上，多在20~30年。滑石粉尘致病能力相对较低，脱离接触粉尘后病变有可能停止进展或进展缓慢，预后一般较矽肺、石棉肺好一些。

（7）水泥尘肺。水泥尘肺是长期吸入水泥粉尘而引起肺部弥漫性纤维化的一种疾病，属于硅酸盐类尘肺。水泥尘肺主要见于水泥制造厂的熟料加工、包装、运输等作业的劳动者。水泥尘肺的发病工龄较长，病情进展缓慢，一般发病工龄在20年以上，最短为10年。

（8）陶工尘肺。陶工尘肺是指劳动者长期接触陶瓷生产过程中的粉尘所引起的尘肺病。在陶瓷生产中，瓷石的开采、粉碎、配料、除杂、制坯、成型、烘干、修坯、施釉、焙烧等工序均可产生粉尘。陶工尘肺属于混合尘肺，吸入粉尘性质较杂，主要为含高岭土和一定量游离二氧化硅的粉尘。陶工尘肺发病缓慢，平均发病工龄在25年以上。

（9）云母尘肺。云母尘肺是劳动者在云母开采或云母加工过程中长期吸入云母粉尘所引起的一种尘肺病。云母为天然铝硅酸盐，所以云母尘肺属硅酸盐类尘肺。井下开采工人长期吸入游离二氧化硅含量较高的混合性粉尘，可引发云母尘肺。云母加工工人长期吸入纯云母粉尘，亦可引发云母尘肺。云母尘肺的发病率和进展都比较缓慢，发病工龄在 20 年以上，一般多无特殊症状和体征。

（10）铝尘肺。劳动者长期吸入金属铝尘或氧化铝尘所引起的肺组织增生或肺纤维化，称为铝尘肺。铝尘肺主要发生在生产和应用铝粉和氧化铝的行业。金属铝可用于制造各种铝制品、炸药、烟花等，氧化铝可制成磨料粉、耐火材料、吸附剂等。铝尘肺发病工龄一般在 10~15 年，症状较少也较轻。

（11）电焊工尘肺。电焊工尘肺系劳动者长期吸入高浓度电焊烟尘而引起的以慢性肺纤维组织增生为主的肺部疾病。电焊烟尘内除含有质量分数为 60%~80% 的氧化铁外，还有硅、硅酸盐、锰、铬、镍、氟化物以及臭氧、氮氧化物等数十种物质。各类工业中的电焊工均可能发生电焊工尘肺，其中以造船厂、锅炉厂中在密闭场所作业的电焊工最易发。电焊工尘肺是一种混合性尘肺，发病缓慢，发病工龄一般在 10 年以上。脱离电焊作业后，肺部 X 射线显示可有改善。

（12）铸工尘肺。铸工尘肺是劳动者在铸造作业中长期吸入较高浓度的生产性粉尘所引起的一种尘肺病。铸造型砂的选择主要取决于其耐火性的高低。石英砂耐火性最好，游离二氧化硅质量分数在 77%~98%，常用于铸钢。耐火性较差的型砂则分别用于铸铁和有色金属铸造。铸铁的型砂常用的有河砂，并混有一定比例的耐火黏土、石墨粉或焦炭粉，为混合性粉尘，游离二氧化硅质量分数为 24%~86%。其中，接触游离二氧化硅含量高的粉尘可导致矽肺，接触游离二氧化硅含量低的粉尘可引起混合性尘肺（铸工尘肺）。铸工尘肺发病工龄为 20~30 年。在铸造业中，铸钢发病情况比铸铁重，清铲工的发病率较高，配砂工次之，造型工最低。

（13）根据《尘肺病诊断标准》和《尘肺病理诊断标准》可以诊断的其他尘肺病。此为开放性条款，主要用于除上述 12 种尘肺病以外的其他尘肺病诊断。目前，《尘肺病诊断标准》已被修订后的《职业性尘肺病的诊断》（GBZ 70—2015/XG1—2016）替代，《尘肺病理诊断标准》已被修订后的《职业性尘肺病的病理诊断》（GBZ 25—2014）替代。

73. 尘肺病病人有哪些症状？

尘肺病的症状主要是以呼吸系统为主的咳嗽、咳痰、胸痛、呼吸困难四大症状，以及喘息、咯血和全身症状。症状的轻重与肺纤维化的进展程度以及有无并发症有关。

（1）咳嗽。早期尘肺病病人咳嗽不明显，随着病程的进展，尘肺病病人多合并慢性支气管炎，晚期往往合并肺部感染，咳嗽会明显加重。咳嗽与季节、气候有关。

（2）咳痰。咳痰是一种常见症状。即使咳嗽很少，尘肺病病人也会咳痰。咳痰主要由呼吸道对粉尘的不断清除引起，一般咳痰量不多，多为灰色的稀薄痰，当出现合并肺部感染时，痰的颜色、质量、味道都会变化，痰量明显增多，有黄黏痰且不容易咳出。

（3）胸痛。尘肺病病人常会胸痛，但胸痛与尘肺的期别和临床表现没有相关性，胸痛部位不固定，多为局限性隐痛、刺痛、胀痛。

（4）呼吸困难。呼吸困难是尘肺病的固有症状。尘肺病病人呼吸困难程度与其病情有关。随着肺组织纤维化程度的加重和有效呼吸面积减少，呼吸困难会逐渐加重。

除上述症状外，尘肺病病人还可有咯血及某些全身症状。一般来讲，咯血相对少见。上呼吸道长期慢性炎症引起的黏膜、血管损伤可导致咯血，咳痰中有少量血丝；大型纤维化病变溶解、破裂时，咯血较多，一般为自限性。肺结核是咯血的主要原因。另外，还可有不同程度的全身症状，常见的有消化功能减弱、食欲缺乏、腹胀、大便秘结等。

74. 尘肺病的诊断依据、原则和结论表述是什么？

尘肺病的诊断依据是《职业性尘肺病的诊断》（GBZ 70—2015）。尘肺病的诊断原则如下：

（1）根据可靠的生产性矿物性粉尘接触史。生产性矿物性粉尘接触史是诊断尘肺病的基本条件，包括工作单位、工种、不同时间段接触生产性粉尘的起止时间、接触粉尘的名称等。

（2）以技术质量合格的 X 射线高千伏或数字化摄影（DR）后前位胸片表现为主要依据。原则上，两张以上间隔时间超过半年的动态胸片才可作出确诊。但特殊情况下，有可靠的生产性无机粉尘接触史和职业卫生学调查资料支持，有典型的尘肺病 X 射线胸片表现，并有明确的临床资料可排除其他疾病，也可考虑作出诊断。

（3）结合工作场所职业卫生学、尘肺流行病学调查资料和职业健康监护资料。工作场所职业卫生学调查内容主要包括接触粉尘的性质、粉尘中游离二氧化硅含量、粉尘分散度、粉尘浓度的检测和监测结果、工作场所防尘降尘设施、个体防护情况等，以判断接触程度和累计接触量。尘肺流行病学调查资料主要是指该企业既往尘肺病发病和患病情况。

（4）参考临床表现和实验室检查，排除其他类似肺部疾病。尘肺病病人虽可有不同程度的呼吸系统症状和体征及某些实验室检查的异常，但均不具有特异性，因此只能作为尘肺病诊断的参考。一般临床检查包括是否有不同程度的低氧血症、呼吸衰竭、肺功能损伤等；实验室检查的重点是进行鉴别诊断，排除其他原因导致的肺部类似疾病，如特发性肺间质纤维化、肺结核、慢性阻塞性肺病（COPD）、支气管扩张、结节病、肺部肿瘤等 X 射线胸片表现与尘肺病相类似的肺部疾病。

（5）对照尘肺病诊断标准片。"尘肺病诊断标准片"与文本是《职业性尘肺病的诊断》（GBZ 70—2015）的两个组成部分，文本是原则，标准片是工具，对照标准片是读片的程序。因此，只有对照标准片才能作出尘肺病的诊断和 X 射线分期。

（6）劳动者临床表现和实验室检查符合尘肺病的特征，没有证据否定其与接触粉尘之间的必然联系的，应当诊断为尘肺病。

尘肺病诊断结论的表述：

（1）已诊断为尘肺病的，职业性+具体尘肺病名称+期别，如职业性矽肺壹期、职业性煤工尘肺贰期等。

（2）未能诊断为尘肺病者，表述为"无尘肺"。

75. 常见尘肺病的并发症有哪些？

尘肺病病人由于长期接触矿物性粉尘，呼吸系统的清除和防御机制受到严重损害，加之尘肺病慢性、进行性的长期病程，尘肺病病人的抵抗力明显降低，常常发生各种并发症，主要有呼吸系统感染、自发性气胸、肺结核、慢性阻塞性肺疾病（COPD）和慢性肺源性心脏病（肺心病）、呼吸衰竭和肺癌等。

并发症对尘肺病的治疗、病情进展和预后康复均产生重要影响，也是尘肺病病人超前死亡的直接原因。我国尘肺病流行病学调查显示，51.8%的尘肺病病人的死因是呼吸系统并发症，其中主要是肺结核、自发性气胸及慢性肺源性心脏病等。

76. 尘肺病治疗目标和原则是什么？

尘肺的病理改变是肺组织弥漫性纤维化，是严重致肺组织结构破坏并损害肺功能的疾病。到目前为止，国内外均没有针对尘肺病肺纤维化的有效治疗药物和措施，且理论上肺组织已经形成的纤维化（疤痕）是不可逆转和恢复的，因此尘肺病仍是一种没有医疗终结的疾病。

尘肺病的治疗目标：通过全面的健康管理，改善不良的生活习惯和生活环境，积极预防和治疗并发症，积极进行康复治疗和训练，使尘肺病病人保持基本正常的生活质量和相对健全的社会活动能力。

尘肺病的治疗原则：加强全面的健康管理，积极开展临床综合治疗，包括对症治疗、并发症治疗和康复治疗，达到减轻尘肺病病人痛苦，延缓病情进展，提高生活质量和社会参与程度，增加生存收益，延长尘肺病病人寿命的目的。

77. 尘肺病病人健康管理的内容有哪些?

（1）职业病登记报告。按照国家法律法规的相关规定，应将确诊尘肺病的病人登记在册并向卫生健康主管部门和有关部门进行职业病报告，以便纳入尘肺病健康管理体系，掌握病人的相关信息，安排职业健康监护和必要的追踪。

（2）脱离粉尘作业。尘肺病一经诊断，尘肺病病人应脱离原粉尘作业岗位，并不得再重新从事其他接触粉尘的作业。

（3）参加职业健康监护。尘肺病是慢性进展性疾病，根据《职业健康监护技术规范》（GBZ 188—2014）的规定，用人单位应当安排尘肺病病人参加定期职业健康检查。其中，矽肺、石棉肺病人原则上每年检查 1 次，或根据病情随时检查；煤工尘肺、其他（指其他致尘肺病的无机粉尘）尘肺病人每 1~2 年检查 1 次，或根据病情随时检查。

（4）自我管理。尘肺病病人应加强自我健康管理，主要是戒烟，避免接触生活性粉尘，加强营养，养成健康良好的生活习惯。病情严重的尘肺病病人，或因合并肺结核或反复发生肺部感染者，常伴有营养不良。因此，应通过强化营养补充的方式，增强呼吸肌力，改善健康状况。另外，加强运动锻炼，包括耐力训练、呼吸肌训练等，能促进肌肉细胞代谢，有利于提高免疫力，增强机体抵抗力。

78. 除尘肺病外，粉尘还会导致其他疾病吗？

长期接触粉尘还可能引起其他疾病。例如，大麻、棉花等粉尘可引起支气管哮喘、哮喘性支气管炎、湿疹及偏头痛等变态反应性疾病。破烂布屑及某些农作物粉尘可能成为病原微生物的携带者，如果带有丝菌属、放射菌属的粉尘进入肺内，可引起肺霉菌病。石棉粉尘除引起石棉肺外，还可引起胸膜间皮瘤、肺癌。经常接触粉尘还会引起皮肤、耳及眼的疾患。例如，粉尘堵塞皮脂腺可使皮肤干燥，易受机械性刺激和继发感染而发生粉刺、毛囊炎、脓皮病等。金属和磨料粉尘的长期反复作用可引起角膜损伤，导致角膜感觉丧失和角膜混浊。在采煤工人中还可见到粉尘引起的角膜炎等。一些化学性粉尘可引起中毒性疾病，如铅尘可引起铅中毒，农药粉尘可引起农药中毒等。

79. 什么是金属及其化合物粉尘肺沉着病？

金属及其化合物粉尘肺沉着病是指锡、铁、锑、钡及其化合物粉尘进入呼吸道后，沉积在呼吸器官内对呼吸系统产生相应损害而引发的职业性肺部疾病。产生这类粉尘的行业主要有金属冶炼、电镀、催化剂的生产和使用、钢结构制造、颜料制造、磁材制造等。该病病人多无明显的临床症状，偶可伴有不同程度的咳嗽、胸闷等呼吸系统损害临床表现，但不具有特异性。

金属及其化合物粉尘肺沉着病主要包括肺铁末沉着病、肺钡末沉着病、肺锡末沉着病、肺锑末沉着病等，目前其发病机制尚不十分清楚。金属及其化合物粉尘肺沉着病的共同临床特点是有长期的金属粉尘接触史，引起的临床症状较轻微，并发结核少见，肺通气功能改变不明显。绝大多数病人病情进展缓慢，预后较好，一般无须特殊治疗，脱离接触后肺部病变可停止进展。脱离粉尘作业环境，适当增加营养并对症处理，定期进行职业健康检查是其预防治疗的总原则。

85

80. 什么是硬金属肺病？

硬金属工具应用较广，可用于高速切削、钻孔、研磨以及抛光其他金属或硬质材料。硬金属肺病是指由于反复或长期吸入硬金属粉尘引起的肺间质性疾病，其特征性病理改变为巨细胞间质性肺炎。硬金属肺病可引起肺组织纤维化的改变、间质性肺炎，并伴有职业性哮喘表现。与其他尘肺病相比，硬金属肺病较为少见。硬金属肺病病人一般在接触硬金属粉尘数年甚至相当长时间后发病。

在硬金属生产、应用企业，常见的硬金属作业岗位如下：

（1）硬金属生产，如混料、压制、烧结等工序。

（2）硬金属工具生产，如钨钢球、钨钢铣刀、齿轮刀具、螺纹刀、拉刀、铣刀、喷丝板等生产过程。

（3）硬金属应用，如使用硬金属工具进行切削、研磨、磨削、钻探、凿岩，以及镍氢电池（储氢合金粉）生产等。

硬金属肺病的临床表现具有多样性特征，较为典型的病例可表现为职业性哮喘，部分患者以缓慢进展的间质性肺疾病（巨细胞间质性肺炎、肺间质纤维化）为主要临床表现。硬金属肺病所引起的职业性哮喘临床特点是在硬金属粉尘的作业环境中现场发病，表现为喘息、咳嗽、胸部紧束感、气短等，脱离硬金属粉尘作业环境后症状可缓解，重返岗位后再度出现。硬金属肺病的处理原则是脱离硬金属作业环境和对症治疗。

81. 预防尘肺病的措施有哪些?

预防尘肺病的关键是"源头"控制，做好防尘、降尘工作，最大限度地防止吸入粉尘。只要措施得当，尘肺病是完全可以预防的。

预防尘肺病的措施主要包括组织措施、工程技术措施和卫生保健措施。

（1）组织措施。落实《职业病防治法》及《中华人民共和国尘肺病防治条例》等法律法规、标准规范的规定。

1）加强组织领导，强化防尘组织建设，制定防尘工作方案和工作目标，建立健全防尘规章制度，切实落实综合防尘措施。

2）建立工作场所粉尘监测制度，粉尘污染严重的用人单位应配备专职监测技术人员和卫生工程防护人员，开展定时定点监测，评价劳动条件改善情况和技术措施的效果。

3）做好防尘宣传和培训工作，从各级领导到接尘作业劳动者均应知晓粉尘危害，掌握防尘技术要领，主动做好自己职责内的防尘工作。

（2）工程技术措施。用工程技术措施消除或降低粉尘危害，是预防尘肺病最根本的措施，主要包括以下几点：

1）改革工艺过程，革新生产设备，是消除粉尘危害的重要途径。例如，尽可能采用自动化、机械化生产，减少劳动者接触粉尘的机会。

2）湿式作业。在工艺允许的条件下，可采用湿式作业，最大限度防止粉尘飞扬，降低工作环境中粉尘的浓度。

3）密闭抽风除尘。对不能采取湿式作业的工作场所，应采用密闭抽风除尘的方法，并经常对抽风除尘设备进行检查、维修，保障设备正常运行。

（3）卫生保健措施，主要包括以下几点：

1）根据不同工作场所和粉尘浓度，选择佩戴防尘口罩或送风头盔等劳动防护用品。

2）定期参加职业健康检查，检查间隔时间根据接触粉尘的性质、浓度，按有关规定执行。

3）加强身体锻炼，注意营养及个人卫生。

82. 我国防尘、降尘八字方针的具体内容是什么?

我国在控制粉尘危害、预防尘肺病发生方面结合国情将防尘、降尘措施概括为八字方针：革、水、密、风、护、管、教、查。

（1）"革"是技术革新、技术革命。改革工艺过程，革新生产设备，使生产过程中不产生或少产生粉尘，以低毒粉尘代替高毒粉尘，是防治粉尘危害的根本措施。

（2）"水"是湿式作业，指采用湿式作业来减少作业场所粉尘的产生和扩散。

（3）"密"是密闭尘源，对不能采取湿式作业的场所，应采取密闭通风除尘措施。

（4）"风"是通风除尘，指通过合理通风来稀释和排出作业场所空气中的粉尘。

（5）"护"是个人防护，指接尘劳动者通过佩戴防尘口罩来减少粉尘接触。

（6）"管"是维护管理，指建立健全防尘管理制度，定期监测工作场所空气中粉尘浓度。

（7）"教"是宣传教育。企业的安全生产管理人员、接尘劳动者应进行职业病防治法律法规的培训和宣传教育，使其了解生产性粉尘及尘肺病防治的基本知识，认识到尘肺病是百分之百可防的，只要做好防尘、降尘工作，尘肺病是可以消除的。

（8）"查"即加强对接尘劳动者的健康检查，对工作场所粉尘浓度进行监测，各级监管部门对尘肺病防治工作进行监督检查。

83. 接触粉尘作业劳动者职业健康检查周期是多长时间?

根据《职业病防治法》的相关规定，对从事接触职业病危害作业的劳动者，用人单位应当组织上岗前、在岗期间和离岗时的职业健康检查，并将检查结果如实告知劳动者，职业健康检查费用由用人单位承担。

《职业健康监护技术规范》（GBZ 188—2014）规定了 4 种无机粉尘和 2 种有机粉尘的技术要求和检查周期。接触粉尘作业劳动者在岗期间职业健康检查周期分别见表 3-1 和表 3-2。

表 3-1 接触无机粉尘作业劳动者在岗期间职业健康检查周期

无机粉尘类别	职业健康检查周期		
	粉尘作业分级要求	观察对象要求	尘肺病患者要求
游离二氧化硅粉尘〔结晶型二氧化硅粉尘，又称矽尘（游离二氧化硅质量分数≥10%的无机性粉尘）〕	生产性粉尘作业分级Ⅰ级，每2年1次；生产性粉尘作业分级Ⅱ级及以上，每年1次	X 射线胸片表现为观察对象者，健康检查每年1次，连续观察5年，若5年内不能确诊为矽肺患者，按粉尘作业分级要求执行	矽肺患者原则每年检查1次，或根据病情随时检查

续表

无机粉尘类别	职业健康检查周期		
	粉尘作业分级要求	观察对象要求	尘肺病患者要求
煤尘	生产性粉尘作业分级I级，每3年1次；生产性粉尘作业分级Ⅱ级及以上，每2年1次	X射线胸片表现为观察对象者，健康检查每年1次，连续观察5年，若5年内不能确诊为煤工尘肺患者，按粉尘作业分级要求执行	煤工尘肺患者每1~2年检查1次，或根据病情随时检查
石棉粉尘（包括蛇纹石棉和角闪石棉。蛇纹石棉主要是温石棉，角闪石棉又分为直闪石棉、青石棉、透闪石棉、阳起石棉、铁石棉）	生产性粉尘作业分级I级，每2年1次；生产性粉尘作业分级Ⅱ级及以上，每年1次	X射线胸片表现为观察对象者，健康检查每年1次，连续观察5年，若5年内不能确诊为石棉肺患者，按粉尘作业分级要求执行	石棉肺患者每年检查1次，或根据病情随时检查
其他致尘肺病的无机粉尘［指炭黑粉尘、石墨粉尘、滑石粉尘、云母粉尘、水泥粉尘、铸造粉尘、陶瓷粉尘、铝尘（铝、铝矾土、氧化铝）、电焊烟尘等粉尘］	生产性粉尘作业分级I级，每4年1次；生产性粉尘作业分级Ⅱ级及以上，每2~3年1次	X射线胸片表现为观察对象者，健康检查每年1次，连续观察5年，若5年内不能确诊为尘肺患者，按粉尘作业分级要求执行	尘肺患者每1~2年进行1次医学检查，或根据病情随时检查

89

注：表中工作场所职业病危害作业分级应根据有关标准，由负责作业场所的职业卫生监督机构做出。

表 3-2　接触有机粉尘作业劳动者在岗期间职业健康检查周期

有机粉尘类别	职业健康检查周期		
	开始工作要求	粉尘分级要求	特殊情况要求
棉尘（包括亚麻、软大麻、黄麻粉尘）	劳动者在开始工作的第6~12个月应进行1次健康检查	生产性粉尘作业分级Ⅰ级，每4~5年1次；生产性粉尘作业分级Ⅱ级及以上，每2~3年1次	棉尘病观察对象医学观察时间为半年，观察期满仍不能诊断为棉尘病者，按粉尘作业分级要求执行
有机粉尘[如动物性粉尘（动物蛋白、皮毛、排泄物）、植物性粉尘（燕麦、谷物、木材、纸浆、咖啡、烟草粉尘等）、生物因素如霉菌属类、霉菌孢子、嗜热放线杆菌、枯草杆菌等形成的气溶胶]	劳动者在开始工作的第6~12个月进行1次健康检查	生产性粉尘作业分级Ⅰ级，每4~5年1次；生产性粉尘作业分级Ⅱ级及以上，每2~3年1次	—

　　注：表中工作场所职业病危害作业分级应根据有关标准，由负责作业场所的职业卫生监督机构做出。

90

毒物与职业中毒

84. 毒物、生产性毒物、中毒及职业中毒的概念?

（1）毒物与生产性毒物。在一定条件下，外来化学物质以较小剂量即可引起机体功能性或器质性损害，甚至危及生命，此种化学物质称为毒物（凡能引起中毒的物质均可称为毒物）。毒物可以是固体、液体和气体。毒物与非毒物没有绝对的界限，只是相对而言的。从广义上讲，世界上没有绝对有毒和绝对无毒的物质。任何外源化学物质，只要剂量足够，均可成为毒物。生产过程中产生的，存在于工作环境中的毒物称为生产性毒物。

（2）中毒与职业中毒。机体受毒物的作用，引起一定程度损害继而出现的疾病状态称为中毒。劳动者在职业活动中由于接触生产性毒物而引起的中毒称为职业中毒。

85. 生产性毒物的来源有哪些?

（1）生产原料。生产原料如生产颜料、蓄电池使用的氧化铅，生产合成纤维、染料使用的苯等。

（2）辅助材料。辅助材料如用作合成橡胶溶剂的正己烷，作为溶剂、萃取剂和稀释剂的苯等。

（3）中间产品（中间体）。中间产品（中间体）如用苯和硝酸生产苯胺时产生的硝基苯。

（4）成品。成品如作为炸药的三硝基甲苯及农药厂生产的对硫磷、乐果等农药。

（5）副产品或废弃物。副产品或废弃物如炼焦时产生的煤焦油、沥青，冶炼金属时产生的二氧化硫，工业生产中产生的废气硫化氢、氮氧化物，含碳物质不完全燃烧时所产生的一氧化碳等。

（6）夹杂物。夹杂物如硫酸中混杂的砷等。

（7）其他。其他指热分解产物或反应产物等。例如，聚氯乙烯塑料加热到 160~170 ℃时可分解产生氯化氢；磷化铝遇湿分解成磷化氢；用四氯化碳灭火时，四氯化碳与明火或灼热金属表面接触时会氧化成光气等。

86. 生产性毒物的存在状态有哪些?

生产性毒物可以固态、液态、气态或气溶胶的形式存在于生产环境中。其中，生产性毒物以气态、蒸气、粉尘、烟和雾的形态存在时，对人体危害较大。

（1）气态毒物。气态毒物指常温常压下为气态的毒物，如刺激性气体氯气、光气，窒息性气体一氧化碳、硫化氢等。

（2）蒸气。蒸气指液态物质蒸发或挥发、固态物质升华时形成的气态毒物，前者如有机溶剂苯胺所产生的苯胺蒸气、二硫化碳蒸气，后者如含砷有色金属冶炼时产生的砷蒸气等。

（3）雾。雾指的是悬浮于空气中的液体微滴，多由蒸气冷凝或液体喷洒而形成，如喷漆作业产生的漆雾、酸洗时产生的酸雾，以及喷洒农药时产生的药雾等。

（4）烟。悬浮于空气中，直径小于 0.1 μm 的固体微粒称为烟。金属熔融时产生的蒸气在空气中迅速冷凝、氧化可形成烟，如利用锰焊条进行电焊作业时产生的锰烟、加热铅时产生的铅蒸气在空气中氧化凝集成的铅烟等。

（5）粉尘。能较长时间悬浮在空气中，颗粒直径为 0.1～10 μm 的固体微粒则称为粉尘，如矽尘、煤尘等。

（6）气溶胶。飘浮在空气中的粉尘、烟和雾，统称为气溶胶，其在空气中存在的形式如图 4-1 所示。

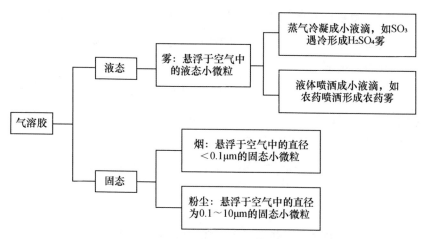

图 4-1　生产性毒物（气溶胶）在空气中存在的形式

87. 生产性毒物的分类有哪些?

按照生产性毒物的化学性质、毒性作用的特点或应用范围，可以将生产性毒物分为 7 类。

（1）金属、类金属等无机物。这类毒物如蓄电池行业中使用的铅、制造温度计所使用的汞等。

（2）有机溶剂。这类毒物如喷漆和胶黏剂中的苯类，作为清洗剂的正己烷、汽油等。

（3）苯的氨基及硝基化合物，如苯胺、联苯胺、三硝基甲苯等。这类毒物多是脂溶性物质，可以通过完整的皮肤吸收进入人体，损害血液系统、神经系统和肝脏。

（4）刺激性气体，如酸雾、氯气、氮氧化物等。这类毒物会对人的呼吸系统产生刺激作用，从而引起呼吸系统疾病，如气管炎、哮喘等。

（5）窒息性气体。这类气体影响人体对氧气的吸收和利用，如果吸入高浓度窒息性气体，就会造成缺氧窒息，如甲烷、一氧化碳、氰化物和硫化氢。

（6）三大合成（塑料、合成橡胶和合成纤维）中的各种单体或辅助材料。这类毒物如聚氯乙烯塑料生产中的氯乙烯、合成纤维的原料丙烯腈、合成橡胶中的氯丁二烯等。

（7）具有杀虫、杀菌作用的农药。这类毒物如有机磷农药、乐果、敌百虫等。

88. 劳动者在哪些情况下可能接触生产性毒物？

在生产劳动过程中，劳动者可能在以下生产操作中接触生产性毒物：

（1）原料的开采和提炼。开采过程中可形成粉尘或逸散出蒸气，如锰矿中的锰粉、汞矿中的汞蒸气；冶炼金属过程中可产生大量烟尘，如铅冶炼过程中可产生含铅烟尘。

（2）材料的搬运和储存。搬运和储存固态材料过程中可能产生粉尘，如有机磷农药；液态有毒物质如果包装泄漏，可能使劳动者接触生产性毒物,如苯的氨基及硝基化合物;储存气态毒物的钢瓶泄漏,可能使劳动者接触生产性毒物,如氯气等。

(3)化学反应。某些化学反应如果控制不当,可发生意外事故。例如,放热产气反应过快,可导致"冒锅",使物料喷出反应釜;易燃易爆物质反应控制不当可发生爆炸,反应过程中释放出有毒气体等。

(4)操作过程。成品及中间体或残余物料出料时,如果物料输送管道或出料口发生堵塞,劳动者进行处理,可能接触生产性毒物。成品的烘干、包装,以及检修设备时,劳动者可能接触逸散的粉尘和有毒蒸气。

(5)生产中应用。在农业生产中喷洒杀虫剂,喷漆中使用苯作稀释剂等,用法不当就会造成污染。

(6)其他。有些作业虽未使用有毒物质,但在特定情况下也可使劳动者接触毒物以致发生中毒,如进入地窖、废巷道或地下污水井时发生硫化氢等气体中毒。

89. 生产性毒物进入人体的途径有哪些?

生产性毒物主要经呼吸道吸收进入人体,也可经皮肤和消化道吸收。

(1)呼吸道。这是最常见和主要的途径。凡以气体、蒸气、粉尘、烟、雾等形态存在的生产性毒物,在无防护或防护不当的情况下,均可经呼吸道侵入人体。经呼吸道吸收的生产性毒物,未经肝脏的生物转化解毒过程即直接进入血液循环并分布于全身,故其毒害作用发生较快。

(2)皮肤。皮肤对外来物质具有屏障作用,但也是某些毒物进入人体的途径之一。例如，芳香族氨基和硝基化合物、有机磷酸酯类化合物、氨基甲酸酯类化合物、金属有机化合物（四乙基铅）等，可经无损伤皮肤被吸收，也不经肝脏的生物转化解毒过程即直接进入血液循环。当皮肤有病损或遭腐蚀性毒物损伤时，原本难经完整皮肤吸收的毒物也能进入人体。能经皮肤进入血液的毒物分为3类：

1）能溶于脂肪及类脂类的物质，主要是芳香族的硝基、氨基化合物等。苯、甲苯、二甲苯、氯化烃类、醇类也可以被皮肤吸收一部分。

2）能与皮脂下脂肪组织结合的物质，如汞及汞盐、砷的氧化物及盐类。

3）具有腐蚀性的物质，如强酸、强碱、酚类及黄磷等。

（3）消化道。在生产过程中，单纯从消化道吸收而引起中毒的机会比较少见。往往是手被毒物污染后，直接用污染的手拿食物、吸烟等，造成毒物随食物或被污染后的烟进入消化道。有的毒物如氰化物可被口腔黏膜吸收。

90. 生产性毒物对人体的毒害作用有哪些形式？

根据生产性毒物对机体作用的部位、性质，可将生产性毒物对人体的毒害作用分为局部作用、吸收作用、选择作用。

（1）局部作用。局部作用是指毒物在未被吸收以前，即在接触部位出现作用的中毒过程，如腐蚀、刺激现象。

（2）吸收作用。吸收作用是指毒物被吸收进入血液中，随血液循环到达作用部位引起中毒反应。被人体吸收的毒物不一定能产生局部作用。但反之，凡能产生局部作用的毒物，都可以进入血液循环引起全身性反应。

（3）选择作用。选择作用是指毒物被吸收后，对特定的器官、组织优先产生毒性作用。该种作用与毒物的化学结构、理化性质、作用部位、器官或组织与毒物的亲和力等因素有关。毒物的选择作用可分为以下几个方面：

1）局部刺激、腐蚀作用。例如，强酸（硫酸、硝酸）、强碱（氢氧化钠、氢氧化钾）可直接腐蚀皮肤和黏膜。

2）阻止氧的吸收、运输和利用。这种作用的原因有多种。例如，一氧化碳与血红蛋白结合后形成碳氧血红蛋白，失去供氧功能；氮气、甲烷、二氧化碳等窒息性气体或毒性较小的气体在空气中浓度增高时氧浓度必然下降，从而导致窒息；氯气、氨气等刺激性气体可导致肺水肿，破坏肺泡的气体交换功能；苯的氨基或硝基化合物中毒可导致高铁血红蛋白症，破坏血红蛋白的携氧、供氧能力等。

3）抑制酶系统活性。例如，有机磷在体内与胆碱酯酶结合，使其失去水解乙酰胆碱的功能，引起中毒。

4）改变机体免疫功能。有些毒物的中毒表现为变态反应及对某些疾病的易感性增加，如过敏性肺炎、哮喘等。

91. 职业中毒可分为几类？

职业中毒按其发病的时间和过程，一般分为急性职业中毒、慢性职业中毒和亚急性职业中毒3种类型。

（1）急性职业中毒。急性职业中毒指短时间内（几分钟至数小时）吸收大剂量毒物所引起的职业性中毒，如急性硫化氢气体中毒、急性一氧化碳中毒、急性苯中毒、氯气中毒等。急性职业中毒具有起病急、变化快、病情重等特点，以有毒气体和化学物质中毒最为常见，主要由违反操作规程或意外事故引起。

（2）慢性职业中毒。慢性职业中毒指长期吸收较小剂量毒物所引起的职业性中毒，如慢性铅中毒、锰中毒等。在慢性中毒病程中，有时可出现临床表现的急性发作，如慢性铅中毒时可有铅绞痛急性发作。慢性职业中毒具有潜伏期长、病变进展缓慢、早期临床症状较轻等特点。

（3）亚急性职业中毒。其发病情况介于急性和慢性之间，但无截然清晰的发病时间界限，如亚急性铅中毒等。

此外，脱离接触毒物一定时间后，才呈现中毒临床病变，称为迟发性中毒，如锰中毒等。毒物或其代谢产物在体内超过正常范围，但无该毒物所致的临床表现，呈亚临床状态，称为毒物吸收，如铅吸收等。

92. 生产性毒物对人体各部位的毒害作用有哪些？

毒物本身的毒性及其作用特点、接触剂量等各不相同，因此职业中毒的临床表现多种多样，多种毒物同时作用于机体时更为复杂，可累及全身各个系统，出现多脏器损害。同一毒物可累及不同的靶器官，不同毒物也可损害同一靶器官而出现相同或类似的临床表现。生产性毒物对人体各部位的毒害作用如下：

（1）神经系统。慢性中毒早期常见神经衰弱综合征和精神症状，一般为功能性改变，脱离接触后可逐渐恢复。铅、锰中毒可损伤运动神经、感觉神经，引起周围神经炎。

（2）呼吸系统。一次吸入某些气体可引起窒息。长期吸入刺激性气体能引起慢性呼吸道炎症，可出现鼻炎、鼻中隔穿孔、咽炎、支气管炎等上呼吸道炎症。吸入大量刺激性气体可引起严重的呼吸道病变，如化学性肺水肿和肺炎。

（3）血液系统。许多毒物对血液系统能够造成损害，根据不同的毒性作用，常表现为贫血、出血、溶血、高铁血红蛋白以及白血病等。例如，铅可引发人体血红蛋白合成障碍而导致贫血；苯及三硝基甲苯等毒物可抑制骨髓的造血功能，表现为白细胞和血小板减少，严重者发展为再生障碍性贫血。

（4）消化系统。毒物对消化系统的作用多种多样。汞盐、砷等毒物大量经口进入时，可出现腹痛、恶心、呕吐与出血性肠胃炎。铅及铊中毒时，可出现剧烈的持续性腹绞痛，并有口腔溃疡、牙龈肿胀、牙齿松动等症状。长期吸入酸雾可导致牙釉质破坏、脱落，称为牙酸蚀病。许多损害肝脏的毒物，如四氯化碳、溴苯、三硝基甲苯等，可引起急性或慢性肝病。

（5）泌尿系统。汞、铀、砷化氢、乙二醇等可引起中毒性肾病，如急性肾功能衰竭、肾病综合征和肾小管功能障碍综合征等。

（6）循环系统。毒物可引起心血管系统损害，临床可见急、慢性心肌损害及心律失常、房室传导阻滞等。例如，铊、四氯化碳等可直接损害心肌。

（7）生殖系统。毒物对生殖系统的毒害作用包括对接触者本人生殖系统及其对子代发育过程的不良影响，即所谓生殖毒性和发育毒性。

（8）皮肤。生产性毒物可对皮肤造成多种损害。例如，酸、碱、有机溶剂等可导致接触性皮炎，沥青、煤焦油等可导致光敏性皮炎，矿物油类、卤代芳烃化合物等可导致职业性痤疮，氯丁二烯、铊等可引起脱发，砷、煤焦油等可引起皮肤肿瘤。

（9）其他。生产性毒物可引起多种眼部病变，如刺激性化学物可引起角膜、结膜炎，腐蚀性化合物可使角膜和结膜坏死、糜烂，三硝基甲苯、二硝基酚可致白内障等。氟可引起氟骨症。吸入氧化锌、氧化铜等金属烟尘可引起金属烟热等。

93. 常见急性职业中毒的主要表现形式有哪些？

工作现场常见的急性职业中毒主要有 3 种不同表现：神志不清、呼吸道刺激、化学灼伤。

（1）神志不清。轻者明显嗜睡或意识模糊，重者昏迷，主要有以下两类病因：

1）中毒性麻醉。短时间大量吸入高浓度的具有局部麻醉作用的有机溶剂类蒸气，如苯、二氯乙烷、三氯乙烯、氯仿、四氯化碳、汽油、石油醚、甲醇等。

2）缺氧和（或）化学性窒息。生产环境空气中含氧量过低，或者含有剧毒的窒息性气体，如一氧化碳、硫化氢等；空气中二氧化碳含量过高也可能引起神志不清，但常与缺氧共同发生而引起急性昏迷。

（2）呼吸道刺激。大量吸入高浓度的水溶性刺激性气体（如氯、氯化氢、氯磺酸等）可引起呼吸道刺激，在吸入时就会出现剧烈咳嗽、多痰、胸闷、气急等症状，常同时伴有眼部刺激症状。另有一些水溶度很低的毒物如氮氧化物、光气等，在吸入当时并无明显的呼吸道刺激症状，但在吸入后数小时至数十小时，会出现逐步加重的胸闷、气急，发生出血性肺水肿或肺炎。例如，当劳动者吸入浓度较低的光气时，可能仅有眼和呼吸道轻微刺激症状，但经过 2~24 h 的潜伏期后，则可直接损害毛细血管内膜，出现肺水肿。

（3）化学灼伤。很多毒物的化学灼伤，除了皮肤损害，常伴有全身中毒。在灼伤的数小时内，相关靶器官出现病变，如苯酚和甲酚的肾脏损害、磷的肝脏损害。

94. 急性职业中毒救治基本原则有哪些?

急性职业中毒的救治原则主要是阻止毒物继续作用于人体及挽救中毒者生命，具体救治措施如下：

（1）安全脱离现场。发生急性职业中毒时，生产环境空气中常含有高浓度的毒物，应先打开门窗，并进行充分通风，以降低毒物浓度并送入新鲜空气。救护人员应佩戴好有效的防毒面具或供气（氧）式呼吸器，携带救护绳等进入有毒环境，以便使自己及中毒者安全脱离现场。

无论采取何种救护方法，均不得一人单独行动，救护人员和监护人员必须保持有效的联动和互动，形成双重保护。

（2）复苏、稳定生命体征。发生急性职业中毒时，复苏与稳定生命体征是极为重要的，必要时应先于清除毒物进行。对已转移至新鲜空气中的中毒者，若呼吸、心跳停止，应根据《中国公众心肺复苏卫生健康指南》立即行心肺复苏术，使中毒者的基本生命指征趋于稳定。如果中毒者吸入的是剧毒的硫化氢、氰化氢，不宜进行口对口人工呼吸，而应以胸外按压法为宜。呼吸道通畅是做好人工呼吸的先决条件，因此必须先清除口腔中的呕吐物等。

（3）彻底清除毒物。应根据毒物污染的途径采取有针对性的措施。

1）皮肤污染。很多毒物能由皮肤吸收，尤其是破损的皮肤，吸收更快。因此，针对皮肤有污染者，应在脱去或用剪刀剪去污染的全部衣服、手套、鞋袜后，立即对污染皮肤进行充分而彻底的冲洗。冲洗方法有两种：一是用大量流动水冲洗，二是针对污染物性质冲洗。

有条件的用人单位可根据毒物性质，选用肥皂水、3%～5%碳酸氢钠溶液、0.02%～0.05%高锰酸钾溶液等进行冲洗。

2）眼部污染。眼部有化学灼伤者，应在现场立即进行冲洗。如果现场没有冲洗设备，可用"一盆水"法：在面盆中放满流动清水（或自来水），中毒者将面部浸入水中，张开眼睑，转动眼球与头部，可以及时起到冲洗与稀释毒物的作用，时间为10～15 min，冲（浸）洗液可用生理盐水、中和液、自来水或其他净水。

（4）解毒与排毒。只要诊断明确，应在急救现场对中毒者进行治疗，如缺氧、化学性窒息与刺激性气体中毒者的氧疗，氰化物中毒者吸入亚硝酸戊酯与注射硫代硫酸钠等。

（5）阻止毒物继续吸收。中毒者到达医院后，如发现现场紧急清洗不够彻底，则应进一步清洗。对气体或蒸气吸入中毒者，可给予吸氧（高压氧），以纠正缺氧，加速毒物经呼吸道排出。经口中毒者，可以采取催吐、洗胃、吸附、导泻、洗肠、灌肠等方法。若毒物已经进入血液，应及时采取必要的清除措施，如采取强迫性利尿、碱性利尿、酸性利尿、换血、血液净化（血液透析、血液滤过、血液灌流、血浆置换等）等方法，目的是缩短毒害作用时间，减轻中毒程度。

（6）特殊解毒剂治疗。急性职业中毒的特殊解毒剂治疗是整个治疗的基础，如有特殊解毒剂应尽早合理地使用。解毒剂是指能阻止毒物吸收、降低毒物毒性、除去附着于体表或胃肠道内的毒物、对抗毒物毒害作用的药物。

（7）对症治疗。由于针对病因的特效解毒剂种类有限，因而对症治疗在职业中毒的救治中极为重要，主要目的在于保护体内重要器官的功能，缓解病痛，促使中毒者早日康复，有时可挽救中毒者的生命。

95. 职业中毒诊断的基本原则有哪些?

职业中毒是职业病中种类最多的，诊断的基本原则如下：

（1）职业史。职业史包括工作单位、参加工作时间、车间、工作岗位（工种）、接触职业病危害因素种类、防护设施和个人防护用品、职业病危害因素的浓度。

（2）职业卫生现场调查。职业卫生现场调查包括职业病危害接触史和现场危害调查与评价。职业病危害接触史包括接触职业病危害因素的种类、浓度、接触时间。现场危害调查与评价包括职业病防护设施运转状态、个人防护用品佩戴情况调查，同一作业场所其他作业人员是否受到伤害或有无类似表现的调查，以及工作场所职业病危害因素检测结果及评价分析。

（3）临床表现。临床表现包括患者的症状与体征。根据患者的临床表现和职业接触史、现场调查情况、患者发病过程和（或）病情进展等，判断与拟诊断疾病的规律是否相符。

（4）实验室检查。有针对性地进行实验室检查（包括接触指标和效应指标）并做出相应的分析。

96. 预防职业中毒的基本措施有哪些?

职业中毒的病因是生产性毒物，故预防职业中毒必须采取综合治理措施，从根本上消除、控制或尽可能减少毒物对劳动者的侵害。预防职业中毒应遵循职业病三级预防原则，推行清洁生产，重点做好前期预防。具体控制措施可概括为以下几个方面：

（1）清除生产性毒物。从生产工艺流程中消除有毒物质，可用无毒或低毒原料代替有毒或高毒原料，例如使用无苯溶剂作为油漆的稀释剂等。

（2）降低毒物浓度。对生产有毒物质的作业，原则上应尽可能采取密闭生产，清除毒物逸散的条件。应用先进的技术和工艺，尽可能采取遥控或程序控制，最大限度地减少劳动者接触毒物的机会。

（3）通风排毒。在有毒物质生产过程中，如密闭不严或条件不许可，仍有毒物逸散入作业环境空气中，应采用局部通风排毒系统，将毒物排出。

（4）个体防护。劳动防护用品包括呼吸防护器、防护帽、防护眼镜、防护面罩、防护服和皮肤防护用品等。个体防护是预防职业中毒的重要辅助措施，选择劳动防护用品时应注意其防护特性和效能。在使用时，应对使用者加以培训。应做好劳动防护用品的维护，才能更好地发挥效用。

（5）加强生产环境和健康监测。定期监测作业场所空气中毒物浓度，及时找出毒物浓度超标的原因并及时处理，同时加强机械设备和通风设备的维护管理。严格进行上岗前职业健康检查，检出职业禁忌证，并坚持进行在岗期间职业健康检查，以早期发现劳动者健康受损情况并及时处理。

97. 常见金属及类金属中毒有哪些？

（1）铅中毒。急性铅中毒是短时间接触大量铅及其化合物的蒸气、铅烟或铅尘，3个月内出现以消化系统损害为主伴有多器官功能障碍临床表现的疾病。慢性铅中毒是接触铅及其化合物的蒸气、铅烟或铅尘所致的以神经、消化、血液系统功能障碍为主的全身性疾病。

1）接触机会：冶金、化工、军工、原子能技术、电子、轻工、农药、医药、石油等工业领域。职业接触主要发生在铅矿的开采、烧结和精炼，含铅金属和合金的熔炼，蓄电池极板制造，含铅油漆、颜料、釉料、陶瓷、橡胶、塑料、玻璃和汽油防爆剂的制造和使用等。生产过程中，铅及其化合物主要以粉尘、烟或蒸气的形式污染生产环境，所以呼吸道是主要吸入途径，其次是消化道。

2）职业禁忌证：中度贫血、卟啉病、多发性周围神经病。

3）在岗期间职业健康检查周期：①血铅 $400 \sim 600$ μg/L，或尿铅 $70 \sim 120$ μg/L，每 3 个月复查血铅或尿铅 1 次；②血铅<400 μg/L，或尿铅<70 μg/L，每年体检 1 次。

4）职业接触限值：铅尘的 PC-TWA 为 0.05 mg/m³，铅烟的 PC-TWA 为 0.03 mg/m³。

（2）汞中毒。汞俗称水银，为银白色液态金属，在常温下即能蒸发。汞中毒指在职业活动中，接触金属汞而引起的以中枢神经系统、口腔病变为主，并累及呼吸道、胃肠道、肾脏等的全身性疾病。

1）接触机会：汞矿的开采与冶炼，温度计、荧光灯等电工器材、仪器仪表的制造和维修，生产含汞药物及试剂，用汞齐法提取金、银等贵金属，以及口腔科用银汞齐填补龋齿。金属汞常以蒸气的形式经呼吸道进入人体内。

2）职业禁忌证：中枢神经系统器质性疾病、已确诊并仍需要医学监护的精神障碍性疾病、慢性肾脏疾病。

3）在岗期间职业健康检查周期：①作业场所有毒作业分级Ⅱ级及以上者，每年 1 次；②作业场所有毒作业分级Ⅰ级者，每 2 年 1 次。

4）职业接触限值：金属汞蒸气的 PC-TWA 为 0.02 mg/m³，PC-STEL 为 0.04 mg/m³。

（3）锰中毒。职业性慢性锰中毒是长期接触锰的烟尘所引起的以神经系统损害为主的疾病，并可伴有精神情绪障碍。

1）接触机会：锰矿的开采和冶炼，锰合金制造，锰焊条制造，焊接和风割锰合金，染料、陶瓷、玻璃、纺织等行业用高锰酸钾作为强氧化剂和消毒剂等。

2）职业禁忌证：中枢神经系统器质性疾病、已确诊并仍需要医学监护的精神障碍性疾病。

3）在岗期间职业健康检查周期：1年。

4）职业接触限值：锰及其无机化合物（按 MnO_2 计）的 PC-TWA 为 0.15 mg/m^3。

（4）镉中毒。职业性镉中毒主要是吸入镉化合物烟、尘所致的疾病。急性中毒以呼吸系统损害为主要表现；慢性中毒引起以肾小管病变为主的肾脏损害，亦可引起其他器官的病变。

1）接触机会：金属镉及含镉合金冶炼、焊接，金属表面镀镉，镉-镍或镉-银电池制造，核反应堆使用镉棒或将镉涂在石墨棒上作中子吸收剂的过程，以及制作镉黄颜料。在通风不良的环境中，进行高温切割、焊接金属或冶炼的劳动者常发生急性吸入中毒。

2）职业禁忌证：慢性肾脏疾病、骨质疏松症。

3）在岗期间职业健康检查周期：1年。

4）职业接触限值：镉及其化合物（按 Cd 计）的 PC-TWA 为 0.01 mg/m^3，PC-STEL 为 0.02 mg/m^3。

（5）砷中毒。职业性砷中毒（不包括职业性急性砷化氢中毒）是指在职业活动中因接触砷及其化合物而引起的全身性疾病。急性中毒是指短时间内接触大量砷及其化合物而引起的中毒，以呼吸系统、消化系统、神经系统损害为主要表现；慢性中毒因长期接触砷及其化合物而引起，以皮肤、周围神经及肝脏损害为主要表现。

1）接触机会：含砷砂石的开采和冶炼及合金制作，含砷药物、玻璃工业脱色剂、皮毛制造工业消毒防腐剂和脱毛剂的生产，半导体材料砷化镓、砷化铟的制取工艺过程，以及纺织、颜料工业中使用含砷染色剂等。

2）职业禁忌证：慢性肝病、多发性周围神经病、严重慢性皮肤疾病。

3）在岗期间职业健康检查周期：①肝功能检查，每半年1次；②作业场所有毒作业分级Ⅱ级及以上者，每年1次；③作业场所有毒作业分级Ⅰ级者，每2年1次。

4）职业接触限值：砷及其无机化合物（按 As 计）的 PC-TWA 为 0.01 mg/m^3，PC-STEL 为 0.02 mg/m^3。

98. 什么是刺激性气体？

刺激性气体是指对眼、呼吸道黏膜和皮肤具有刺激作用的一类有害气体，在化学工业生产中最常见。此类气体多具有腐蚀性，常因不遵守操作规程或容器、管道等设备被腐蚀而发生"跑、冒、滴、漏"，进而污染作业环境。刺激性气体种类很多，常见的有氯、氨、光气、氮氧化物、氟化氢、二氧化硫、三氧化硫等。

刺激性气体的共同点是对眼和呼吸道黏膜具有刺激作用，常以局部损害为主，仅在刺激作用过强时引起全身反应。不同种类刺激性气体的损害程度主要取决于毒物的浓度和接触时间，作用部位及病变程度主要取决于它们的水溶性和浓度。水溶性大的气体如氨、氯化氢接触到较湿润的球结膜及上呼吸道黏膜时，立即附着在局部发生刺激作用。高浓度则侵犯全呼吸道，导致化学性肺炎和肺水肿。

99. 常见的刺激性物质种类有哪些？

刺激性物质种类较多，按其化学结构和理化特性，可分为以下几类（见表 4-1）：

（1）酸。酸包括无机酸、有机酸。酸类物质用途非常广泛，劳动者容易接触。把酸看作刺激性物质，是因为酸可形成酸雾、发烟。例如，硫酸形成的硫酸雾对眼睛、鼻、咽喉和气管、支气管产生刺激作用。

（2）成酸氧化物。成酸氧化物包括二氧化硫、三氧化硫、氮氧化物等，在机械加工过程中容易产生。例如，在切割含氮管线和容器及电焊、气焊、气割发出弧光时，产生的高温能使空气中的氧和氮结合形成氮氧化物。

（3）酸性气体（成酸氢化物）。酸性气体包括氯化氢、氟化氢、溴化氢、碘化氢等。例如，生产二氯乙烷时可能接触氯化氢。

（4）卤族元素。卤族元素包括氯、氟、溴、碘等。电解食盐、生产和使用氯气的过程中可能接触氯气。

（5）无机氯化物。无机氯化物包括光气、氯化氢、二氧化氯等。光气可用于合成氨基甲酸酯类杀虫剂西维因、速灭威等许多品种的农药。

（6）卤烃类。卤烃类包括溴甲烷、碘甲烷、四氟乙烯及其聚合物等。溴甲烷主要用作杀虫剂、熏剂、冷冻剂和溶剂，也可用于有机合成。

（7）酯类。酯类包括硫酸二甲酯、甲苯二异氰酸酯（TDI）、甲酸甲酯、氯甲酸甲酯、丙烯酸甲酯等。TDI 主要用于制造聚氨酯泡沫塑胶、合成橡胶、绝缘漆及黏合剂等。

（8）醚类。氯甲基甲醚（甲基氯甲醚）主要用于生产阴离子交换树脂，还用于生产磺胺嘧啶药物、美容产品的中间体等。

（9）醛类。醛类包括甲醛、乙醛、丙烯醛、三氯乙醛等。生产脲醛树脂胶、酚醛树脂胶和三聚氰胺甲醛树脂胶等胶黏剂时均有甲醛产生。

（10）酮类。酮类包括乙烯酮、甲基丙烯酮等。乙烯酮主要用于制造乙酸酐及用作乙酰化试剂。

（11）氨（胺）类。氨（胺）类包括氨、乙胺、乙二胺、丙胺、丙烯胺、环乙胺。氨合成尿素，以及使用氨、丙烯生产丙烯腈的过程中可能会有氨存在。

（12）强氧化剂。强氧化剂包括臭氧等。生产过程中高压放电过程、强大的紫外线灯、电火花、光谱分析发光、焊割等，均可产生一定量臭氧。

（13）金属化合物。金属化合物包括氧化银、硒化氢、氧化镉等。氧化银主要用于化学合成的催化剂，以及防腐剂、电子器件材料、玻璃着色剂及研磨剂等。

表 4-1　　　　　　　　　刺激性物质种类

种类	主要物质
酸	无机酸：盐酸、硝酸、硫酸；有机酸：甲酸、丙酸、己二酸
成酸氧化物	二氧化硫、三氧化硫、氮氧化物等
成酸氢化物	氯化氢、氟化氢、溴化氢
卤族元素	氟、氯、溴、碘
无机氯化物	光气、氯化氢、二氧化氯、三氯化砷、三氯化磷等
卤烃类	溴甲烷、碘甲烷、二氟一氯甲烷、四氟乙烯等
酯类	硫酸二甲酯、甲苯二异氰酸酯、甲酸甲酯等
醚类	氯甲基甲醚

续表

种类	主要物质
醛类	甲醛、乙醛、丙烯醛、三氯乙醛等
酮类	乙烯酮、甲基丙烯酮
氨（胺）类	氨、乙胺、乙二胺、丙胺、丙烯胺、环乙胺
强氧化剂	臭氧
金属化合物	硒化氢、氧化银、氧化镉

110

100. 刺激性气体对人体的危害有哪些？

刺激性气体主要对呼吸道黏膜和肺组织产生刺激和灼烧作用，引起一系列变化，在临床上可分为急性中毒和慢性损害，工业生产中以急性中毒较为常见。

（1）急性刺激，具体表现如下：

1）刺激性气体可引起眼和上呼吸道炎症，表现为流泪、畏光、结膜充血、流涕、打喷嚏、胸闷、局部皮肤灼伤等。

2）刺激性气体可引起化学性气管、支气管炎及肺炎，表现为咳嗽、胸闷、气促等，肺部有散在干、湿啰音，体温升高，白细胞数增加。支气管黏膜损伤严重时，恢复期发生黏膜坏死、脱落，易导致呼吸道阻塞而窒息。

3）吸入高浓度的刺激性气体可引起喉痉挛或水肿。喉痉挛严重者可表现为高度呼吸困难，由于缺氧、窒息而发生发绀及猝死；喉头水肿发生缓慢，持续时间长。

（2）化学性肺水肿。化学性肺水肿指吸入高浓度刺激性气体后所引起的以肺间质及肺泡腔液体过多聚集为特征的疾病，最终可导致急性呼吸功能衰竭，是刺激性气体所致最严重的危害，也是职业病常见的急症之一。常见的易引起肺水肿的刺激性气体有光气、二氧化氮、氨、氯、臭氧、甲醛等。

刺激性气体引起的肺水肿，其发展过程一般分为四期：刺激期、潜伏期（诱导期）、肺水肿期、恢复期。

1）刺激期。刺激期主要以一些刺激症状为主，引起呼吸道炎或合并有支气管肺炎。

2）潜伏期。自感症状减轻，但潜在病变仍在发展，实属"假象期"，一般为 2~12 h，少数为 24~48 h。

3）肺水肿期。症状突然加剧，出现剧烈咳嗽、胸闷、烦躁不安、大汗淋漓、咳大量粉红色泡沫样痰、发绀、低氧血症、肺透光度降低等肺水肿症状。一般在肺水肿发生后 24 h 内病情变化最大，若不及时控制，可发展为急性呼吸窘迫综合征（ARDS）和低氧血症。

4）恢复期，如无并发症，经正确治疗，治疗后 3~4 天症状即减轻，7~11 天可基本恢复，多无后遗症。

（3）急性呼吸窘迫综合征（ARDS）。ARDS 是严重创伤、中毒、休克、烧伤、感染等疾病过程中继发的，以进行性呼吸窘迫、低氧血症为特征的急性呼吸衰竭。该病死亡率高达 50%。刺激性气体中毒是引起 ARDS 的重要病因之一。

（4）慢性影响。长期接触低浓度刺激性气体，可引起慢性结膜炎、鼻炎、咽炎、支气管炎及牙齿酸蚀症，并可伴有类神经症和消化道症状。有些刺激性气体还有致敏作用，如氯、甲苯二异氰酸酯可引起支气管哮喘，甲醛可致过敏型皮炎等。

101. 常见刺激性气体中毒有哪些特点？

（1）氮氧化物中毒。职业性急性氮氧化物中毒是指在职业活动中，短期内吸入较大量氮氧化物气体，引起的以呼吸系统损害为主的全身性疾病。氮氧化物包括一氧化氮、一氧化二氮（笑气）、二氧化氮、三氧化二氮、四氧化二氮及五氧化二氮等。除二氧化氮外，其余氮氧化物均不稳定，遇光、湿及热即变成二氧化氮。生产中引起急性职业中毒的常是几种混合气体（主要是二氧化氮和一氧化氮），也称硝气（烟）。

1）接触机会：生产硝酸或用硝酸浸洗金属及硝化有机物时；制造硝基炸药、硝化纤维、苦味酸等硝基化合物，苯胺染料的重氮化过程；焊接、气割及电弧发光时；矿井、隧道用硝铵炸药爆炸时。

2）职业禁忌证：慢性阻塞性肺病、支气管哮喘、慢性间质性肺病。

3）在岗期间职业健康检查周期：1年。

4）职业接触限值：氮氧化物（一氧化氮和二氧化氮）的 PC-TWA 为 5 mg/m³，PC-STEL 为 10 mg/m³。

（2）二氧化硫中毒。职业性急性二氧化硫中毒是在生产劳动或其他职业活动中，短时间内接触高浓度二氧化硫气体所引起的，以急性呼吸系统损害为主的全身性疾病。

1）接触机会：生产硫酸、亚硫酸、硫酸盐，冶炼镁，精炼石油，有机化合物合成，烧制硫黄，燃烧含硫的镁、石油等燃料，熔炼硫化矿石，还原物质作用于硫酸等。二氧化硫常因管道等设备泄漏、破裂等而危及劳动者。

2）职业禁忌证：慢性阻塞性肺病、支气管哮喘、慢性间质性肺病。

3）在岗期间职业健康检查周期：1年。

4）职业接触限值：PC-TWA 为 5 mg/m³，PC-STEL 为 10 mg/m³。

（3）氯气（包括氯化氢等）中毒。职业性急性氯气中毒是在职业活动中，短期内吸入较大量氯气所致的以急性呼吸系统损害为主的全身性疾病。

1）接触机会：在氯的生产或使用过程中，若设备、管道密闭不严或在检修时，均可接触氯；液氯灌注、运输和储存时，若钢瓶密封不良或有故障，也可发生大量氯气逸散。氯气主要见于电解食盐溶液，以及生产各种含氯化合物、造纸、印染及自来水消毒等工业。

2）职业禁忌证：慢性阻塞性肺病、支气管哮喘、慢性间质性肺病。

3）在岗期间职业健康检查周期：1 年。

4）职业接触限值：MAC 为 1 mg/m^3。

（4）氨中毒。职业性急性氨中毒是在职业活动中，短时间内吸入高浓度氨引起的以呼吸系统损害为主的全身性疾病，常伴有眼和皮肤灼伤，严重者可出现 ARDS。

1）接触机会：在石油冶炼、化肥制造、合成纤维、制革、医药、塑料、染料等制造业中均可接触氨；在氨的生产制造、运输、储存、使用中，如遇管道、阀门、储罐等损坏，氨泄漏可造成急性事故。

2）职业禁忌证：慢性阻塞性肺病、支气管哮喘、慢性间质性肺病。

3）在岗期间职业健康检查周期：1 年。

4）职业接触限值：PC-TWA 为 20 mg/m^3，PC-STEL 为 30 mg/m^3。

（5）甲醛中毒。职业性急性甲醛中毒是在职业活动中，短期内接触较高浓度的甲醛气体引起的以眼和呼吸系统损害为主的全身性疾病。

1）接触机会：制造树脂、塑料和橡胶；建筑材料、木材防腐、皮革加工、造纸、人造纤维、油漆、肥皂、炸药和石油工业也大量应用甲醛；在农村畜牧业、化妆品及洗涤和清洁剂生产、医药和食品工业中，甲醛广泛用作消毒、防腐和熏蒸剂等。

2）职业禁忌证：慢性阻塞性肺病、支气管哮喘、慢性间质性肺病、伴有气道高反应的过敏性鼻炎。

3）在岗期间职业健康检查周期：1 年。

4）职业接触限值：MAC 为 0.5 mg/m^3。

102. 窒息性气体的类型及对人体危害的特点有哪些？

窒息性气体是指吸入后能造成人体组织处于缺氧状态的气体，根据其作用机制不同，大致可以分为两类。

（1）单纯性窒息性气体。该类气体本身毒性很低，但因其在空气中含量高，使氧的相对含量降低，造成动脉血氧分压下降，导致机体缺氧窒息，如氮气、甲烷、二氧化碳等。

（2）化学性窒息性气体。该类气体主要对血液或组织产生特殊化学作用，使氧的运送和组织利用氧的功能发生障碍，造成全身组织缺氧，引起严重中毒表现。在工业生产中，常见的化学性窒息性气体有一氧化碳、氰化物和硫化氢等。按中毒机制不同，化学性窒息性气体可分为以下几种：

1）血液窒息性气体。该类气体阻碍血红蛋白与氧结合或妨碍血红蛋白向组织释放氧，影响血液对氧的运输功能，导致组织供氧障碍而引起窒息，如一氧化碳、一氧化氮及苯的氨基和硝基化合物蒸气等。

2）细胞窒息性气体。该类气体主要通过抑制细胞内呼吸酶，妨碍细胞对氧的摄取和利用，使生物氧化不能进行，发生细胞"内窒息"，如硫化氢、氰化氢等。

窒息性气体对人体危害的特点如下：

（1）机体缺氧。主要致病环节是引起机体缺氧。

（2）脑缺氧。脑对缺氧最为敏感，轻度缺氧表现为注意力不集中、定向能力障碍等；较重时可有头痛、头晕、耳鸣、呕吐、嗜睡甚至昏迷；进一步可发展为脑水肿。

（3）中毒机制不同。不同的窒息性气体有不同的中毒机制，应针对中毒机制和中毒条件进行有效的解毒治疗。

103. 易发生窒息性气体中毒的场所有哪些?

易发生窒息性气体中毒的场所多为密闭空间。密闭空间是指与外界相对隔离，进出受限，自然通风不良，只能容纳少数人进入并从事非常规、非连续作业的有限空间，氧含量较低，一般含有硫化氢、一氧化碳、二氧化碳、氨、氮气、甲醇、苯、甲烷和氰化氢等气体。密闭空间包括无须许可密闭空间和需要许可密闭空间。

常见密闭空间如各类储罐、反应釜、铁路罐车、密闭运输通道、地下管道、隧道、竖井、纸浆池、污水池、下水道、地窖、化粪池、污水井等。

104. 常见窒息性气体中毒有哪些特点?

（1）硫化氢中毒。硫化氢是一种无色、易燃、具有强烈腐败臭鸡蛋样气味的气体。职业性急性硫化氢中毒是在职业活动中，短期内吸入较大量硫化氢气体后引起的以中枢神经系统、呼吸系统为主的多器官损害的全身性疾病。

1）接触机会：多见于工业生产或生活中产生的废气，或是某些化学反应产物；石油开采、冶炼和加工中的脱硫和废气排放，含硫矿石中金属的炼制提纯，对粪坑、污水管道、沟渠、船舱等进行粪便、

115

污物、污水处理等作业均可接触硫化氢。硫化氢相对密度比空气大，易积聚在通风不良的城市污水管道、窖井、化粪池以及其他各类发酵池等低洼处。需特别指出的是，不能以闻到的臭鸡蛋样气味的大小来估计硫化氢浓度的高低。不同浓度硫化氢对人体的危害见表4-2。

表4-2　　　　　　不同浓度硫化氢对人体的危害

体积分数/（×10⁻⁶）	质量浓度/（mg/m³）	接触时间	人体反应情况
—	0.011	—	嗅觉阈
0.13	0.18	—	微量的可感觉到的臭味
2.8~5	4~7	—	中等强度难闻臭味
20~30	30~40	—	虽臭味强烈，仍能忍受。这可能是引起局部刺激及全身性症状的阈浓度。部分人出现眼部刺激症状，引起轻微的眼结膜炎刺激症状
50~100	70~150	1~2 h	出现眼及呼吸道刺激症状，吸入2~15 min即可发生嗅觉疲劳，长期接触可引起亚急性或慢性眼结膜炎刺激症状
200~300	300~450	1 h	可引起严重反应——眼结膜及呼吸道黏膜强烈刺激症状，并引起神经系统抑制，6~8 min出现急性眼结膜刺激症状，长期接触可引起肺水肿
500	700	15~60 min	可能引起生命危险——发生肺水肿、支气管炎及肺炎，接触时间更长者可引起头痛、昏迷、步态不稳、恶心、呕吐、鼻和咽喉发干及疼痛、咳嗽、排尿困难、昏迷等，如不及时救治可导致死亡
700	1 000	数分钟	很快引起急性中毒，出现明显的全身症状，开始时呼吸加快，接着呼吸麻痹，如不及时救治可导致死亡

续表

体积分数/ （×10⁻⁶）	质量浓度/ （mg/m³）	接触时间	人体反应情况
1 000	1 400	立即	昏迷并呼吸衰竭而死亡，除非立即脱离现场 进行人工呼吸急救

注：引自《硫化氢职业危害防护导则》（GBZ/T 259—2014）。

2）职业禁忌证：中枢神经系统器质性疾病。

3）在岗期间职业健康检查周期（推荐性）：3 年。

4）职业接触限值：MAC 为 10 mg/m³。

（2）一氧化碳中毒。急性一氧化碳中毒是吸入较高浓度一氧化碳后引起的急性脑缺氧性疾病，少数患者可有迟发的神经精神症状，部分患者亦可有其他脏器的缺氧性改变。紧张的体力劳动、疲劳、营养不良等，以及存在高温或有害气体时，可加重或加快一氧化碳中毒。皮肤接触液态一氧化碳易导致冻伤。

1）接触机会：炼钢、炼焦等冶金生产，煤气生产，煤矿瓦斯爆炸，氨、丙酮、光气、甲醇等的化学合成，矿井、坑道内使用炸药等。另外，含碳燃料燃烧不完全时亦可产生一氧化碳。

2）职业禁忌证：中枢神经系统器质性疾病。

3）在岗期间职业健康检查周期（推荐性）：3 年。

4）职业接触限值（非高原）：PC-TWA 为 20 mg/m³，PC-STEL 为 30 mg/m³。

（3）氰化氢（氰化物）中毒。职业性急性氰化物中毒是在职业活动中，短时间内接触较大量氰化物后引起的以中枢神经系统损害为主的全身性疾病。

1）接触机会：化工合成、电镀、贵金属冶炼萃取、制药等行业和军事工业。我国职业性急性氰化物中毒事故以化工生产、电镀、黄金矿提炼等行业多见。

2）职业禁忌证：中枢神经系统器质性疾病。

3）在岗期间职业健康检查周期（推荐性）：3年。

4）职业接触限值（氰化氢、氰化物）：MAC为1 mg/m³。

（4）氮气与甲烷窒息。氮气与甲烷属于单纯性窒息性气体。二者引起窒息的基本原理均是因高浓度下，空气中的氧含量降低而导致人体缺氧窒息。

1）氮气窒息。氮气无色、无臭，为空气正常组分之一，在空气中氮气的体积分数约为78%，氧气的体积分数约为21%，氦、氖等其他稀有气体体积分数约占0.934%，二氧化碳的体积分数约为0.04%。当空气中氮气占比超过80%时，会造成空气中氧分压降低，而致氧吸入量不足，导致出现呼吸不畅并有窒息感。当吸入更高浓度氮气时，会感觉头痛、恶心、胸闷、胸痛、气短、疲软乏力、四肢麻木，继而有烦躁不安、极度兴奋症状，出现"氮酩酊"，并可进入昏睡或昏迷状态而致死亡，即氮气窒息。

2）甲烷窒息。甲烷是无色、无味、无毒的气体，遇明火易燃烧。吸入低浓度甲烷可出现头痛、头晕、乏力、注意力不集中等一系列神经系统症状，呼吸新鲜空气后上述症状可迅速消失。吸入极高浓度甲烷可迅速出现呼吸困难、心悸、胸闷，甚至出现闪电式昏厥，很快昏迷，若抢救不及时可导致猝死。

105. 有机溶剂对人体危害的特点有哪些？

有机溶剂是指溶解油脂、蜡、树脂、橡胶和染料等物质的有机化合物。有机溶剂在生产过程中大多数呈液态或气态（液体经蒸发而形成蒸气），如汽油、汽油蒸气等。生产过程中的各种设施、泵和阀门等设备，有时发生"跑、冒、滴、漏"现象，可使人在短时间吸入或接触高浓度有机溶剂，发生急性中毒。

低浓度有机溶剂对眼睛、呼吸道黏膜略有刺激；吸入较高浓度有机溶剂，可先兴奋，随后精神倦息、表情淡漠；吸入高浓度有机溶剂，很快由兴奋转入抑制，出现昏迷，麻醉表现突出。其危害的特点主要体现在以下几个方面：

（1）神经毒性。神经毒性以脂肪烃（正己烷、戊烷、汽油）、芳香烃（苯、苯乙烯、丁基甲苯、乙烯基甲苯）、氯化烃（三氯乙烯、二氯甲烷），以及二硫化碳、磷酸三邻甲酚等脂溶性较强的溶剂为多见。有机溶剂对神经系统的损害大致有 3 种类型：一是中毒性神经衰弱和自主神经功能紊乱，患者可有头晕、头痛、失眠、多梦、嗜睡、无力、记忆力减退、食欲缺乏、消瘦，以及多汗、情绪不稳定、心跳加速或减慢、血压波动、皮肤温度下降或双侧肢体温度不对称等表现；二是中毒性末梢神经炎，大部分表现为感觉型，其次为混合型，可有肢端麻木、感觉减退、刺痛、四肢无力、肌肉萎缩等表现；三是中毒性脑病，较少见，见于二硫化碳、苯等有机溶剂的严重急、慢性中毒。

（2）血液毒性。血液毒性以芳香烃，特别是苯最常见。苯达到一定剂量即可抑制骨髓造血功能，个别接触苯的敏感者可发生白血病。

（3）肝肾毒性。肝肾毒性多见于氯代烃类有机溶剂，如氯仿、四氯化碳等中毒。中毒性肝炎的病理改变主要是脂肪肝和肝细胞坏死。临床上可有肝区痛、食欲缺乏、消瘦、肝脾肿大、肝功能异常等表现。有机溶剂引起的肾损害多为肾小管型，产生蛋白尿，肾功能呈进行性减退。

（4）皮肤黏膜刺激。多数有机溶剂有程度不等的皮肤黏膜刺激作用，但以酮类和酯类为主，可引起呼吸道炎症、支气管哮喘、接触性和过敏性皮炎、湿疹、结膜炎等。

106. 常见有机溶剂种类与应用特点有哪些？

（1）有机溶剂的分类。有机溶剂的种类较多，按其化学结构可分为10大类：

1）芳香烃类，如苯、甲苯、二甲苯等。

2）脂肪烃类，如戊烷、己烷、辛烷等。

3）脂环烃类，如环己烷、环己酮、甲苯环己酮等。

4）卤化烃类，如氯苯、二氯苯、二氯甲烷等。

5）醇类，如甲醇、乙醇、异丙醇等。

6）醚类，如乙醚、环氧丙烷等。

7）酯类，如醋酸甲酯、醋酸乙酯、醋酸丙酯等。

8）酮类，如丙酮、甲基丁酮、甲基异丁酮等。

9）二醇衍生物，如乙二醇单甲醚、乙二醇单乙醚、乙二醇单丁醚等。

10）其他，如乙腈、吡啶、苯酚等。

（2）有机溶剂应用特点如下：

1）作燃料。例如，汽油、煤油、柴油等可作燃料，分布在炼油企业和使用单位。

2）作原料。苯乙烯用于生产聚苯乙烯、丁苯橡胶、ABS工程塑料，分布在塑料、橡胶企业等。

3）作添加剂。例如，航空煤油内加二硫化碳，汽油内加甲基叔丁基醚等，分布在炼油企业。

4）作萃取剂。例如，二甲基甲酰胺可用于抽提或萃取丁二烯，分布在橡胶企业。

5）作溶剂。例如，苯、甲苯、二甲苯、乙醇、丁醇等可作溶剂。

107. 常见有机溶剂对人体的危害有哪些?

（1）苯中毒。职业性苯中毒是劳动者在职业活动中由于接触苯及含苯有机溶剂引起的急性或慢性中毒。

1）接触机会：煤焦油分馏或石油裂解生产苯；作为化工原料生产酚、硝基苯、塑料、染料等；作为溶剂及稀释剂，用于制药、橡胶加工及印刷等。

2）职业禁忌证：造血系统疾病等。

3）在岗期间职业健康检查周期：1 年。

4）职业接触限值：PC-TWA 为 6 mg/m^3，PC-STEL 为 10 mg/m^3。

（2）汽油（溶剂汽油）中毒。溶剂汽油中毒是工业生产或使用中，接触汽油蒸气或液体所致全身性中毒性疾病。急性中毒以神经或精神症状为主，慢性中毒主要表现为神经衰弱综合征、自主神经功能紊乱和中毒性周围神经病。

1）接触机会：在橡胶工业中用作溶剂，在油漆工业中用作溶剂和稀释剂，在油脂、香料、制药等工业中用作提取溶剂，在机械制造业中用作金属表面去油剂。

2）职业禁忌证：严重慢性皮肤疾患、多发性周围神经病。

3）在岗期间职业健康检查周期：1 年。

4）职业接触限值：PC-TWA 为 300 mg/m^3。

（3）甲醇中毒。职业性甲醇中毒指短期内接触较大剂量甲醇引起的以中枢神经系统、代谢性酸中毒和视神经与视网膜急性损害为主的全身性疾病。

1）接触机会：甲醇为无色、透明、易挥发的易燃液体，经常被用作有机溶剂或添加剂，应用于防冻液、汽车添加剂、挡风玻璃清洁剂及油漆稀释等；在医药化工行业，甲醇用于制造甲醛、甲胺、汽车燃料和树脂等产品。

2）职业禁忌证：视网膜及视神经病、中枢神经系统器质性疾病。

3）在岗期间职业健康检查周期（推荐性）：3 年。

4）职业接触限值：PC-TWA 为 25 mg/m³，PC-STEL 为 50 mg/m³。

（4）二硫化碳中毒。职业性二硫化碳中毒是在职业活动中，短时间接触较高浓度二硫化碳或长期密切接触二硫化碳引起的以中枢神经系统改变或多发性周围神经损害为主的全身性疾病。

1）接触机会：生产黏胶纤维、玻璃纸，橡胶硫化，矿石浮选，生产四氯化碳、防水胶，谷物熏蒸，实验室色谱分析以及作为溶剂用于溶解清漆、树脂等。

2）职业禁忌证：中枢神经系统器质性疾病、多发性周围神经病、视网膜病变。

3）在岗期间职业健康检查周期：1 年。

4）职业接触限值：PC-TWA 为 5 mg/m³，PC-STEL 为 10 mg/m³。

（5）四氯化碳中毒。职业性急性四氯化碳中毒是在职业活动过程中，短期内接触较高浓度的四氯化碳所引起的以神经系统和（或）肝、肾损害为主的全身性疾病。

1）接触机会：四氯化碳用途广泛，目前主要作为化工原料，用于制造氯氟甲烷、氯仿和多种药物；作为有机溶剂，用于油、脂肪、蜡、橡胶及树脂的溶剂；也用作灭火剂、熏蒸剂，以及机器部件、电子零件的清洗剂等。

2）职业禁忌证：慢性肝病。

3）在岗期间职业健康检查周期：肝功能检查，每半年 1 次；健康检查，每 3 年 1 次。

4）职业接触限值：PC-TWA 为 15 mg/m³，PC-STEL 为 25 mg/m³。

（6）正己烷中毒。职业性慢性正己烷中毒是指劳动者在职业活动中长期接触正己烷所致的以周围神经损害为主的疾病。

1）接触机会：正己烷俗称"白电油"，主要用作溶剂，用于黏胶配制、除污、干洗、植物油提取、油漆、制药、家具制造及电子元件制造等。

2）职业禁忌证：多发性周围神经病。

3）在岗期间职业健康检查周期：1 年。

4）职业接触限值：PC－TWA 为 100 mg/m³，PC－STEL 为 180 mg/m³。

108. 苯的氨基和硝基化合物中毒的特点有哪些？

苯的氨基和硝基化合物常见的有苯胺、苯二胺、联苯胺、二硝基苯、三硝基甲苯、硝基氯苯等。这类化合物广泛用于制药、印染、油漆、印刷、橡胶、炸药、有机合成、染料制造以及化工、农药等工业。在生产条件下，这类化合物以粉尘或蒸气的形态存在于环境中，在生产过程中直接或间接污染皮肤，是引起中毒的主要原因；其蒸气经呼吸道吸入也可引起中毒；偶见经消化道进入体内。

此类化合物多属于沸点高、挥发性低的液体或固体，不易溶于水，而易溶于脂肪和有机溶剂，主要引起血液及肝、肾等损害。由于衍生物结构不同，其毒性也不尽相同。例如，硝基苯对神经系统作用明显，联苯胺和萘胺可致膀胱癌等。

109. 常见的苯的氨基和硝基化合物对人体的危害有哪些？

（1）苯胺（苯的氨基化合物）中毒。职业性急性苯的氨基和硝基化合物中毒是在职业活动中，短期内接触高浓度苯的氨基和硝基化合物所致的以高铁血红蛋白症为主的全身性疾病，可伴有溶血性贫血，以及肝、肾损害。

1）接触机会：苯胺在有机合成和化工产品领域的用途广泛，用于染料、杀虫剂、橡胶助剂、香料、塑料、涂料、胶片和炸药等生产。苯胺可经皮肤、呼吸道、消化道吸收进入人体，工业中毒多以皮肤吸收为主。

2）职业禁忌证：慢性肝病。

3）在岗期间职业健康检查周期（推荐性）：3 年。

4）职业接触限值：PC-TWA 为 3 mg/m^3。

（2）三硝基甲苯中毒。职业性慢性三硝基甲苯中毒是在职业活动中长期接触三硝基甲苯所致的以肝脏损害为主，兼有晶体混浊的全身性疾病。

1）接触机会：三硝基甲苯（TNT）俗称黄色炸药，主要用于国防工业；制造硝铵炸药时，在粉碎、球磨、过筛、配料及装药等生产工艺过程中，可接触大量 TNT 粉尘或蒸气；TNT 还可用作染料和照相药品的中间体。TNT 主要以粉尘及蒸气状态经皮肤及呼吸道进入人体。

2）职业禁忌证：慢性肝病、白内障。

3）在岗期间职业健康检查周期：肝功能检查，每半年 1 次；健康检查，每年 1 次。

4）职业接触限值：PC – TWA 为 0.2 mg/m^3，PC – STEL 为 0.5 mg/m^3。

110. 高分子化合物对人体的危害有哪些？

高分子化合物又称聚合物，是指相对分子质量高达几千至几百万，化学组成简单，由一种或几种单体，经聚合或缩聚而成的化合物。高分子化合物的生产包括：由化工原料合成单体、单体经聚合或缩聚成聚合物、聚合物的加工、塑制等。

（1）氯乙烯中毒。职业性急性氯乙烯中毒是指劳动者在职业活动中，短时间吸入大剂量氯乙烯气体所引起的以中枢神经系统抑制为主要表现的全身性疾病；职业性慢性氯乙烯中毒是指劳动者在职业活动中，较长时间接触氯乙烯气体引起的以肝脾损害为主要表现，以肢端溶骨症、肝血管肉瘤等为特点的全身性疾病。

1）接触机会：在氯乙烯和聚氯乙烯的生产过程中，都有接触氯乙烯的可能，尤其是在清理生产聚氯乙烯的聚合釜过程中。

2）职业禁忌证：慢性肝病、类风湿关节炎。

3）在岗期间职业健康检查周期：肝功能检查，每半年 1 次；作业场所有毒作业分级 Ⅱ 级及以上，每年 1 次；作业场所有毒作业分级 Ⅰ 级，每 2 年 1 次。

4）职业接触限值：PC-TWA 为 10 mg/m^3。

（2）丙烯腈中毒。职业性急性丙烯腈中毒是指在职业活动中，短时间内接触较大量丙烯腈引起的以中枢神经系统损害为主的全身性疾病，可伴有心、肝、肺等脏器损害。

1）接触机会：丙烯腈属于有机氰化物类中的腈类，在丙烯腈、腈纶纤维、丁腈橡胶、ABS工程塑料的制造中均有接触。丙烯腈可经呼吸道、皮肤和消化道吸收。丙烯腈属高毒类，毒害作用与氰氢酸相似。

2）职业禁忌证：中枢神经系统器质性疾病。

3）在岗期间职业健康检查周期（推荐性）：3年。

4）职业接触限值：PC-TWA为1 mg/m^3，PC-STEL为2 mg/m^3。

（3）氯丁二烯中毒。职业性氯丁二烯中毒是吸收氯丁二烯蒸气或液体所致的急性或慢性全身性疾病。急性中毒以中枢神经系统抑制和呼吸道刺激作用为主。慢性中毒以肝脏损害和神经衰弱综合征为主，多数病例表现为脱发。

1）接触机会：制造氯丁橡胶，以及生产、使用氯丁胶乳、氯丁胶沥青等。

2）职业禁忌证：慢性肝病。

3）在岗期间职业健康检查周期：肝功能检查，每半年1次；健康检查，每年1次。

4）职业接触限值（β-氯丁二烯）：PC-TWA为4 mg/m^3。

（4）丙烯酰胺中毒。职业性慢性丙烯酰胺中毒是在生产和使用过程中，因密切接触丙烯酰胺所致以神经系统改变为主的疾病。经呼吸道吸入丙烯酰胺粉尘或经皮肤直接接触其水溶液可导致中毒。丙烯酰胺在体内有蓄积作用，主要影响神经系统，对眼、皮肤也有强烈的刺激作用。

1）接触机会：丙烯酰胺单体主要用于生产聚丙烯酰胺（稳定、无毒），广泛用于石油和矿山开采、隧道建筑、造纸、污水处理、生产油漆等。中毒患者主要见于生产与使用丙烯酰胺单体的作业。

2）职业禁忌证：多发性周围神经病。

3）在岗期间职业健康检查周期：工作场所有毒作业分级Ⅱ级及以上，每年1次；工作场所有毒作业分级Ⅰ级，每2年1次。

4）职业接触限值：PC-TWA为0.3 mg/m³。

（5）二甲基甲酰胺（DMF）中毒。职业性急性二甲基甲酰胺中毒是指在职业活动中，短期内接触较大量DMF而引起的以肝脏损害为主要临床表现的全身性疾病。DMF可经呼吸道、皮肤和胃肠道吸收，对皮肤、黏膜有刺激性，能引起中枢神经、肝、肾、胃损害。

1）接触机会：DMF主要用作萃取乙炔和制造聚丙烯腈纤维的溶剂，也用于有机合成、染料、制药、石油提炼和树脂等工业。劳动者接触DMF蒸气可导致中毒。急性中毒发生原因大多为生产故障、设备泄漏，或在检修设备时未采取有效的防护措施。DMF侵入人体的途径包括经呼吸道吸入和皮肤吸收，且以皮肤吸收为主。

2）职业禁忌证：慢性肝病。

3）在岗期间职业健康检查周期：肝功能检查，每半年1次；健康检查，每3年1次。

4）职业接触限值：PC-TWA为20 mg/m³。

127

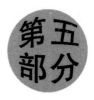第五部分

物理因素所致职业病

111. 什么是高温作业? 有哪几种类型?

(1) 高温作业是指有高气温, 或有强烈的热辐射, 或伴有高气湿 (相对湿度≥80%) 的异常作业条件, 且湿球黑球温度指数 (WB-GT 指数①) 超过规定限值的作业。高温作业包括高温天气作业和工作场所高温作业。

高温天气是指地市级以上气象主管部门所属气象台站向公众发布的日最高气温在 35 ℃以上的天气。高温天气作业是指用人单位在高温天气期间安排劳动者在高温自然气象环境下进行的作业。工作场所高温作业是指在生产劳动过程中, 工作地点平均 WBGT 指数≥25 ℃的作业。

(2) 高温作业按其气象条件的特点可分为以下 3 种类型:

1) 高温、热辐射作业。特点是气温高, 热辐射强度大, 相对湿度较低, 形成干热环境, 如冶金工业的炼焦、炼铁、轧钢等车间。

2) 高温、高湿作业。特点是气温、湿度高, 而热辐射强度不大。高温、高湿作业主要是由于生产过程中产生大量水蒸气或生产上

---

① WBGT 指数是综合评价人体接触作业环境热负荷的一个基本参量, 单位为℃。

要求车间内保持较高的相对湿度，如纺织印染、深井煤矿作业等。

3）夏季露天作业。夏季在农田劳动、建筑、搬运等露天作业中，除受太阳的辐射作用外，还接受被加热的地面和周围物体放出的辐射热。

（3）职业接触限值如下：

1）接触时间率①为100%，体力劳动强度为Ⅳ级，WBGT指数限值为25 ℃；劳动强度分级每下降一级，WBGT指数限值增加1~2 ℃；接触时间率每减少25%，WBGT限值指数增加1~2 ℃。工作场所不同体力劳动强度WBGT限值见表5-1，常见职业体力劳动强度分级见表5-2。

2）本地区室外通风设计温度②≥30 ℃的地区，表5-1中规定的WBGT指数相应增加1 ℃。

表5-1　　　　工作场所不同体力劳动强度WBGT限值　　　单位：℃

接触时间率	体力劳动强度			
	Ⅰ	Ⅱ	Ⅲ	Ⅳ
100%	30	28	26	25
75%	31	29	28	26
50%	32	30	29	28
25%	33	32	31	30

①　接触时间率是指劳动者在一个工作日内实际接触高温作业的累计时间与8小时的比率。

②　本地区室外通风设计温度是指近十年本地区气象台正式记录每年最热月每日13—14时的气温平均值。

表 5-2　　　　　　　　　　　常见职业体力劳动强度分级

体力劳动强度	职业描述
Ⅰ（轻劳动）	坐姿：手工作业或腿的轻度活动（正常情况下，如打字、缝纫、脚踏开关等） 立姿：操作仪器，控制、查看设备，以上臂用力为主的装配工作
Ⅱ（中等劳动）	手和臂持续动作（如锯木头等）、臂和腿的工作（如卡车、拖拉机或建筑设备等运输操作）、臂和躯干的工作（如锻造、风动工具操作、粉刷、间断搬运中等重物、除草、锄田、摘水果和蔬菜等）
Ⅲ（重劳动）	臂和躯干负荷工作（如搬重物、铲、锤锻、锯刨或凿硬木、割草、挖掘等）
Ⅳ（极重劳动）	大强度的挖掘、搬运，快到极限节律的极强活动

112. 什么是中暑？有哪些类型？

职业性中暑是指劳动者在高温作业环境下，由于热平衡和（或）水盐代谢紊乱而引起的以中枢神经系统和（或）心血管障碍为主要表现的急性疾病。

常见发生中暑的作业包括高温、强辐射作业，如冶炼、炉窑等；高温、高湿作业，如印染、缫丝、深矿井作业；夏季露天作业，如夏季的建筑、施工、农田劳动、环卫等室外作业；夏季高强度作业，如体育竞赛和军事训练等。环境温度过高，湿度大，风速小，劳动强度过大，劳动时间过长是中暑的主要致病因素。过度疲劳、尚未产生热适应、睡眠不足、年老、体弱、肥胖等都易诱发中暑。

中暑按发病机制可分为热痉挛、热衰竭、热射病（包括日射病）3 种类型。

113. 防暑降温技术措施有哪些？

（1）改进生产工艺。采用先进技术，实行机械化和自动化生产，从根本上改善劳动条件，减少或避免劳动者在高温或强热辐射环境下劳动。

（2）合理布置热源。在进行工艺设计时，应设法合理布置热源，将其放在车间外面或远离劳动者操作地点。采用以热压为主的自然通风的，热源应布置在天窗下面。采用穿堂风通风的厂房，应将热源放在主导风的下风侧。

（3）隔热措施。对于现有设备中不能移动的热源和工艺要求不能远离操作地点的热源，应设法采用隔热措施。例如，利用流动的水吸走热量，是吸收炉口辐射热较理想的方法；利用导热系数小、导热性能差的材料，如炉渣、玻璃纤维等，制成隔热板或直接包裹在炉壁和管道外侧，达到隔热的目的。

（4）通风降温。通风是改善作业环境最常用的方法。通风有自然通风和机械通风两种。在自然通风不能满足降温需要或生产上要求保持一定温、湿度的情况下，则需要采用机械通风。机械通风常用的有风扇送风、喷雾、管道送风等。在风机上安装喷雾装置，喷出的雾滴能起到较好的蒸发降温和吸收辐射热的作用。在有强辐射热和生产工艺要求保持稳定条件的工作地点，如炼钢、电子、精密加工等行业，应采用岗位局部送风。

114. 高温作业人员的防护措施有哪些？

（1）卫生保健措施，具体如下：

1）做好高温作业人员的上岗前和入暑前体检。高温作业职业禁忌证：未控制的高血压、慢性肾炎、未控制的甲状腺功能亢进症、未控制的糖尿病、全身瘢痕面积在 20% 以上、癫痫。在岗期间职业健康检查周期为 1 年 1 次，且应在每年高温季节到来之前进行。

131

2）供给防暑降温清凉饮料、降温用品和补充营养。要选用盐汽水、绿豆汤等作为降温饮料，不同 WBGT 指数与劳动强度的每小时饮水量见表5-3。工间补充水可以依出汗量进行，宜饮用淡盐水，出汗量大于 3 L/h 的，建议补充电解质-碳水化合物饮品。水或饮品的温度应在 10 ℃ 左右，应少量多次饮水，每次 200~300 mL。可准备防暑降温用品。要制定合理的膳食制度，膳食中要补充优质蛋白质。高温作业人员主要营养素推荐摄入量见表5-4。

表5-3 不同 WBGT 指数与劳动强度的每小时饮水量

工作地点 WBGT 指数/℃	劳动过程的适宜饮水量/（mL/h）		
	轻度劳动	中度劳动	重度劳动
25~30	310	380~530	380~560
31~35	330	560~680	600~740
36~40	380	710~830	780~930
41~45	480	860~970	970~1 110

表5-4 高温作业人员主要营养素推荐摄入量

营养素名称	每天推荐摄入量
蛋白质	72~79 g
脂肪	占总能量的 20%~30%
碳水化合物	占总能量的 55%~65%
钠（盐）	4 000~65 000 mg
钾	2 750~3 200 mg
维生素 B$_1$	1.8~2.4 mg
维生素 B$_2$	1.7~2.3 mg
维生素 C	130~180 mg

（2）加强个人防护。工作服应采用结实、耐热、透气性好的织物制作，并根据不同作业的需求，供给工作帽、防护眼镜、面罩等。

（3）制定合理的劳动休息制度。根据生产特点和具体条件，在保障工作质量的同时，适当调整夏季高温作业劳动和休息时间，增加休息次数，减轻劳动强度，减少高温时段作业。

115. 什么是生产性噪声？

从生理学观点来看，凡是干扰人们休息、学习和工作以及对人们所要听的声音产生干扰的声音，即不需要的声音，统称为噪声。在生产过程中产生的噪声称为生产性噪声。

（1）噪声的分类。噪声按来源、随时间的分布特征、频率特性，有不同的分类。

1）按照来源的不同，噪声可分为以下几种：

①机械性噪声。机械性噪声是指机器转动、摩擦、撞击而产生的噪声，如各种车床、纺织机等机械所发出的声音。

②流体动力性噪声。流体动力性噪声是由于气体体积突然发生变化引起压力突变，或气体中有涡流引起气体分子扰动而产生的噪声，如鼓风机、通风机等发出的声音。

③电磁性噪声。电磁性噪声是由于电机中交变力相互作用而产生的噪声，如发电机发出的声音。

2）按照随时间的分布特征，噪声可分为以下几种：

①连续性噪声。连续性噪声是指长时间或在某个确定的时间内，由间隔时间短到可以忽略不计的连续声音组成的噪声，可分为稳态噪声和非稳态噪声。稳态噪声，其声级波动<3 dB（A），如电锯、机床运转噪声等；非稳态噪声，其声级波动≥3 dB（A），如道路噪声、锻造机械的噪声等。

②间断性噪声。随时间变化有明显间隔的噪声称为间断性噪声。

脉冲噪声属于间断性噪声中的一种特殊形式，其特征为声音持续时间≤0.5 s，间隔时间>1 s，声压有效值变化≥40 dB（A），如锻造工艺使用的空气锤发出的声音。

3）根据频率的特性，噪声可分为以下几种：

①低频噪声。低频噪声是指频率<500 Hz 的声音，其特点是频率小、波长较长、传播距离远、穿透性强、衰减弱。

②中频噪声。中频噪声是指频率在 500~1 000 Hz 的声音。大多数成年人正常说话均在此范围。

③高频噪声。高频噪声是指频率>1 000 Hz 的声音，如纺织机、发动机、切割金属等声音。大部分生产性噪声为高频噪声。

（2）频谱。由单一频率发出的声音称为纯音，如音叉振动发出的声音。在日常生活和工作环境中，绝大部分声音是由不同频率组成的，称为复合音。把组成复合音的各种频率由低到高进行排列而形成的连续频率谱称为频谱。

（3）噪声的单位。用于表示噪声强弱的物理量是声压级，其计量单位称为分贝（dB）。人耳对不同频率的声音敏感程度不同，如相同声压级的声音，2 000 Hz 比 100 Hz 听起来更响一些。为了使测量得到的值更符合人的主观感觉，使用 A 计权针对人耳分辨声音的特点进行修正，这样得出的声压级值更贴近人耳的感受，表示方法为dB（A）。此外，还有 B 计权、C 计权、D 计权等。

116. 生产性噪声有什么特点?

（1）噪声强度大。生产性噪声源发出的噪声声压级较大，高者可达 120~130 dB（A）。其强度取决于发声源数目和发声源功率。

（2）频率组成多为高频噪声或中高频噪声。从卫生学角度，50~

300 Hz 的低频噪声危害最小，300~2 000 Hz 的中频噪声危害中等，2 000~8 000 Hz 的高频噪声危害最大。

（3）工业噪声的空间分布多呈局限区域分布，但也有的像纺织厂的纺纱和织布车间噪声，呈均匀分布。

（4）变动性大。脉冲性噪声在时间分布上是离散的，强度变化很不规则。车间内噪声常产生共鸣和干扰现象，能产生驻波，致使噪声的强度和分布发生变化，产生驻波的地方声能加强或减弱。

（5）生产性噪声常与振动等生产性有害因素共同存在，因而增强了噪声的不良作用。

（6）生产性噪声除对劳动者听觉器官造成损伤外，还有全身性不良作用。

不同声源生产性噪声的主要特点见表 5-5。

表 5-5　　　　　　不同声源生产性噪声的主要特点

噪声源	声压级/［dB（A）］	频谱特性
针织机、挤塑机	80	高频、宽带
机床、制砖机	85	高频、宽带
梳棉、并条机、空气压缩机、轧钢机	90	中高频、宽带
细纱机、轮转印刷机	95	高频、宽带
织毛机、鼓风机	100	高频
有梭织布机、破碎机	105	高频
电锯、喷砂机	110	高频
振动筛、振捣台	115	高频、宽带
球磨机、加压制砖机	120	高频
风铲、铆钉机、锅炉排气放空	130	高频

117. 噪声对听觉系统的损伤有哪些?

长期接触较强的噪声，听觉系统会发生从生理性反应到病理性改变的过程，即由暂时性听阈位移发展到永久性听阈位移。

（1）听阈。人耳所能听到的声音的频率范围是 20～20 000 Hz，且人耳对不同频率的声波敏感性不同。刚能引起人耳听觉反应的最小声音刺激量，称为听阈。不同频率的声波听阈值不同，反映听阈值与频率关系的曲线称为听阈曲线。

（2）噪声对听觉系统的损伤具体如下：

1）暂时性听阈位移，可分为听觉适应和听觉疲劳。

①听觉适应。短时间暴露在强烈噪声环境中，出现听觉器官的敏感性下降，此时检查听力，听阈可提高 10～15 dB，但离开噪声环境几分钟后，很快恢复正常，这种现象称为听觉适应。听觉适应是人体的一种保护性生理反应。

②听觉疲劳。听觉适应是有一定限度的，较长时间或反复接触一定强度的噪声，听力明显下降，听阈提高 15 dB 甚至 30 dB 以上，离开噪声环境后，需要几小时甚至十几小时才能完全恢复正常，这种听觉器官机能明显改变的现象称为听觉疲劳。听觉疲劳是可以恢复的功能性改变，恢复时间的长短因接触噪声强度和时间长短不同而异。

2）永久性听阈位移。在听觉疲劳的基础上，如果没有采取保护措施，继续接触强烈的噪声，听觉系统的感音器官发生退行性改变，听力损失不能完全恢复，称为永久性听阈位移。根据听力受损的过程，永久性听阈位移又分为听力损失和噪声聋。噪声对听觉系统的损伤进程变化如图 5-1 所示。

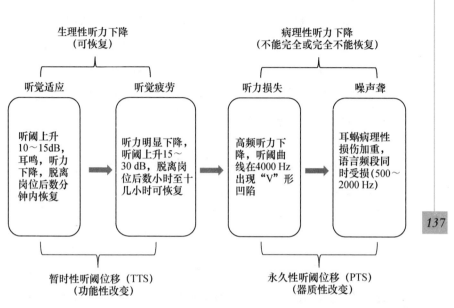

图 5-1　噪声对听觉系统的损伤进程变化

118. 噪声造成听觉系统损伤的影响因素有哪些?

（1）噪声强度和频谱特性。在噪声暴露与听觉系统损伤的关系中，噪声强度是影响听力的主要因素。80 dB（A）以下的噪声一般不会引起器质性的变化，长期接触 85 dB（A）以上的噪声，主诉症状和听力损失程度均随声压级增加而增加。在强度相同的条件下，以高频为主的噪声比以低频为主者对听力的危害性大。

（2）接触时间和方式。同样强度的噪声，接触时间越长，对人体影响越大。连续接触噪声比间断接触对人体影响更大。

（3）噪声的类型。脉冲噪声比稳态噪声对听力的危害大。

（4）个体差异。在同样条件下，对噪声敏感的个体或有某些疾病的人，特别是患有耳病者，对噪声比较敏感，可加重噪声的危害程度。

137

（5）其他有害因素的共同存在。例如，振动、寒冷及某些有毒物质（一氧化碳、苯等）共同存在时，会加重噪声的不良作用。

（6）个体防护。个体防护是预防噪声危害的有效措施之一。在较强的噪声环境中工作，是否使用劳动防护用品以及使用方法是否正确与噪声危害程度有着直接的关系。

119. 噪声对人体其他系统的不良影响有哪些？

（1）对神经系统的影响。在噪声作用下，人体可出现头痛、头晕、睡眠障碍和全身乏力等症状，有的表现为记忆力减退和情绪不稳定等。

（2）对心血管系统的影响。在噪声作用下，心率可表现为加快或减慢，心电图 ST 段或 T 波出现缺血型改变。血压变化早期表现不稳定，长期接触强的噪声可引起血压持续性升高。脑血流图呈现波幅降低、流入时间延长等，提示血管紧张度增加，弹性降低。

（3）对内分泌及免疫系统的影响。有研究显示，在中等强度噪声 [70~80 dB（A）] 作用下，机体肾上腺皮质功能增强；受高强度 [100 dB（A）] 噪声作用，功能则减弱。接触强噪声的劳动者或实验动物可出现免疫功能降低，接触噪声时间越长，变化越显著。

（4）对消化系统及代谢功能的影响。接触噪声的劳动者可能出现胃肠功能紊乱、食欲减退等变化。有研究提示，噪声还可引起人体脂代谢障碍，使血胆固醇升高。

（5）对生殖功能及胚胎发育的影响。接触噪声的女职工有月经不调现象，接触高强度噪声特别是 100 dB（A）以上强噪声的女职工中，妊娠高血压综合征发病率有增高趋势。

（6）对工作效率的影响。噪声对日常谈话、工作等都会产生影响。当噪声达到 65 dB（A）以上，即可干扰普通谈话。在车间或矿井等作业场所，噪声易掩盖异常的声音信号，容易发生各种事故，造成人员伤亡及财产损失。

120. 在生产中如何控制噪声危害？

（1）控制噪声源。控制噪声源是指针对声源采取的噪声治理措施，是从根本上解决噪声危害的一种方法。根据具体情况，可采取不同的技术措施来减少噪声源产生的噪声。

1）在建设项目设计阶段，应考虑选用低噪声设备，尽可能将噪声源设置在室外或隔离于特定的区域内，采用先进的生产方式。

2）改进生产工艺和操作方式。可以采用无声或低声生产工艺和操作方式代替发出强噪声的生产工艺和操作方式。

3）提高零部件加工的精度和装配质量，减少机器部件的撞击和摩擦，减小机器的振动。

（2）控制噪声的传播。利用屏蔽阻止噪声传播，如强噪声作业场所要设置隔声屏。利用吸声材料装饰车间墙壁或将其悬挂在车间里，以吸收声能。为了防止通过固体传播噪声，在建筑施工中，可将机器或振动体的基础与地板、墙壁连接处设隔振或减振装置，也可以起到降低噪声的作用。

（3）个体防护。在高噪声环境中工作时，佩戴劳动防护用品是保护劳动者听觉器官的一项有效措施，应按《护听器的选择指南》（GB/T 23466—2009）的要求为劳动者配备耳塞、耳罩。

（4）健康监护。定期对接触噪声人员进行职业健康检查，特别是听力检查，以便早期发现听力损伤，及时采取有效的防护措施。接触噪声人员应进行上岗前职业健康检查，凡有听觉器官疾患、中枢神经系统和心血管系统器质性疾患或自主神经功能失调者，不宜从事强噪声作业。在对噪声作业人员定期进行体检时，发现高频听力下降者，应注意观察。对于诊断为轻度以上噪声聋者，更应尽早调离噪声作业，并定期进行健康检查。

（5）管理措施。掌握噪声危害现况（作业人员噪声暴露水平及健康危害程度），制订噪声危害控制计划并组织实施；做好噪声控制设备的维护与管理；在高噪声区域设置警示标识；减少噪声区域人员数量和停留时间；监督检查护听器的选择、使用和维护；建立职工健康监护档案，对听力检测结果进行动态分析，妥善处理噪声敏感者和噪声聋患者；合理安排劳动和休息，缩短暴露时间，休息时应离开噪声环境，使听觉疲劳得以恢复。

121. 预防噪声的卫生保健措施有哪些?

（1）加强个人防护是防止噪声聋简单而易行的重要措施。劳动防护用品有耳罩、耳塞、帽盔。

（2）加强听力保护与健康监护。定期对劳动者进行职业健康检查，重点是查听力，对高频听力下降超过 15 dB 者，应采取保护措施。上岗前进行职业健康检查，以发现职业禁忌证。

1）职业禁忌证如下：

①上岗前：各种原因引起的永久性感音神经性听力损失（500 Hz、1 000 Hz 和 2 000 Hz 中任一频率的纯音气导听阈>25 dB）；高频段 3 000 Hz、4 000 Hz、6 000 Hz 双耳平均听阈≥40 dB；任一耳传导性耳聋，语言频率平均听力损失≥41 dB。

②在岗期间：除噪声外各种原因引起的永久性感音神经性听力损失（500 Hz、1 000 Hz 和 2 000 Hz 中任一频率的纯音气导听阈>25 dB）；

任一耳传导性耳聋，语言频率平均听力损失≥41 dB；噪声敏感者（上岗前职业健康检查中纯音听力检查各频率听力损失均≤25 dB，但噪声作业 1 年之内，高频段 3 000 Hz、4 000 Hz、6 000 Hz 中任一耳任一频率听阈≥65 dB）。

2）在岗期间职业健康检查周期：作业场所噪声 8 h 等效声级≥85 dB 的，每年 1 次；作业场所噪声 8 h 等效声级≥80 dB 且<85 dB 的，每 2 年 1 次。

3）在岗期间职业健康检查出现下列情况应进行听力复查：①初测纯音听力结果双耳高频平均听阈≥40 dB 者；②听力损失以高频为主，语言频率平均听力损失>25 dB 者，听力损失可能与噪声接触有关时；③语言频率平均听力损失>40 dB 者，怀疑听力损失由中耳疾患所致；④听力损失曲线为水平样或近似直线者。需要注意的是，听力测试应在受试者脱离噪声环境 48 h 后进行。

（3）合理安排劳动与休息。实行工间休息制度，休息时要离开噪声环境。一般来说，连续工作不超过 2 h 应安排工间休息一次，若劳动者耳鸣尚未恢复，则应继续休息至耳鸣恢复后方可继续工作。

（4）监测车间噪声，鉴定噪声控制措施的效果，监督噪声卫生标准执行情况。噪声职业接触限值如下：

1）每周工作 5 天，每天工作 8 h，稳态噪声限值为 85 dB（A），非稳态噪声等效声级的限值为 85 dB（A）。

2）每周工作 5 天，每天工作时间不等于 8 h 时，需计算 8 h 等效声级，限值为 85 dB（A）。

3）每周工作日不是 5 天时，需计算 40 h 等效声级，限值为 85 dB（A）。

4）脉冲噪声工作场所，噪声声压级峰值和脉冲次数应不超过

表5-6的规定。

表5-6　　　　　　　工作场所脉冲噪声职业接触限值

工作日接触脉冲次数 n/次	声压级峰值/［dB（A）］
$n \leqslant 100$	140
$100 < n \leqslant 1\ 000$	130
$1\ 000 < n \leqslant 10\ 000$	120

122. 什么是生产性振动?

振动是物体以中心为基准，在外力的作用下作往复运动的现象。在生产过程中，由机器转动、撞击或车船行驶等产生的振动为生产性振动。在生产中经常接触的振动源如下：

（1）风动工具，如铆钉机、凿岩机、风铲、风钻、捣固机等。

（2）电动工具，如电钻、电锤、电锯、砂轮等。

（3）运输工具，如汽车、火车、飞机、轮船、摩托车等。

（4）农业机械，如拖拉机、脱粒机、收割机等。

以上只是振动源中有代表性的一部分，在机械高速化、大型化、复杂化程度不断提高的同时，振动作业将会越来越多。

123. 生产性振动的分类与接触机会有哪些?

根据振动作用于人体的部位和传导方式，可将生产性振动分为手传振动（也称手臂振动或局部振动）和全身振动。

（1）手传振动。手传振动指生产中使用手持振动工具或接触受振工件时，直接作用或传递到人的手臂的机械振动或冲击。常见的接触手传振动的作业是使用风动工具（如风铲、铆钉机）、电动工具（如电钻、电刨）和高速旋转工具（如砂轮机、抛光机）等。

（2）全身振动。全身振动指工作地点或座椅的振动、人体足部或臀部接触振动，通过下肢或躯干传导至全身。在交通工具上作业如驾驶拖拉机，或在作业台如钻井平台上作业时，劳动者主要受全身振动的影响。

（3）其他方式。有些作业如摩托车驾驶等，可同时接触全身振动和手传振动。

124. 什么是手臂振动病？临床表现有哪些？

手臂振动病是长期从事手传振动作业而引起的以手部末梢循环和（或）手臂神经功能障碍为主的疾病，并能引起手臂骨关节–肌肉的损伤。其典型表现为振动性白指（VWF），又称职业性雷诺现象。其发作具有一过性特点，一般是在受冷后，患指出现麻、胀、痛，并由灰白变苍白，由远端向近端发展，界限分明，可持续数分钟至数十分钟，再逐渐由苍白变潮红，最后恢复至常色。

（1）职业禁忌证：多发性周围神经病、雷诺病。

（2）在岗期间职业健康检查周期：2 年。

（3）职业接触限值：手传振动 4 h 等能量频率计权振动加速度为 5 m/s^2。

125. 预防振动危害的措施有哪些？

（1）消除或减少振动源的振动是控制振动危害的根本性措施。通过工艺改革，尽量消除或减少产生振动的工艺过程，如焊接代替铆接；改进风动工具，采用减振装置，设计自动或半自动式操纵装置，减少手及肢体直接接触振动体的机会；工具把手设缓冲装置，避免手臂直接接触振动源。

（2）通过研制和实施振动作业卫生标准，限制接触振动的时间和强度。

（3）改善作业环境，加强个人防护。加强作业过程或作业环境中的防寒、保温措施，控制作业环境中的噪声、毒物和湿度等，对预防振动危害都有一定作用。合理配备和使用劳动防护用品，如防振手套、减振座椅等，也能够减轻振动危害。

（4）加强健康监护和日常卫生保健。依法对振动作业劳动者进行上岗前和定期职业健康检查，早期发现，及时处理患病个体。建立合理的劳动制度，按接触振动的强度和频率，制定工间休息及定期轮换制度，并对日接触振动的时间给予一定限制。加强健康管理和宣传教育，提高劳动者保健意识。定期监测振动工具的振动强度。

126. 什么是低温作业？低温作业对健康的影响有哪些？

（1）低温作业是指生产劳动过程中，工作地点平均气温等于或小于5 ℃的作业。低温作业主要包括寒冷季节从事室外或室内无采暖设备的作业，以及工作场所有冷源装置的作业。

（2）低温对人体健康的影响。低温作业人员的作业能力随温度的下降而明显下降。即使未导致体温过低，冷暴露对脑功能也有一定影响，使注意力不集中、作业失误率增多，甚至产生幻觉，对心血管系统、呼吸系统也有一定影响。

1）极冷的低温在很短时间内便会对身体组织产生冻痛、冻伤和冻僵。冻僵又称意外低温，是寒冷环境引起体温过低所导致的以神经系统和心血管损伤为主的严重全身性疾病。冻伤是寒冷引起的局部组织损伤，以四肢和面部多见。冻伤可分为两类：一类称非冻结性冻伤，是长时间或反复接触0~10 ℃的低温、潮湿工作环境，且防护较差所致，如冻疮等；另一类称冻结性冻伤，是由于接触严寒环境，身体局部组织温度低于组织冻结温度（-3.6~-2.5℃，也称生物冰点），局部组织经冻结和融化过程而导致的损伤，其特点是组织细胞发生冻结。

2）冷金属与皮肤接触可产生粘皮伤害，这种情况一般发生在-10℃以下的低温环境中。长期在低温、高湿条件下劳动，易引起肌痛、肌炎、神经痛、神经炎、腰痛和风湿性疾患等。

（3）低温作业分级。按工作地点的温度和低温作业时间率，将低温作业分为4级（见表5-7），级别越高者冷强度越大。

表5-7　　　　　　　　低温作业分级

低温作业时间率 k/%	温度范围 T/℃					
	0≤T≤5	-5≤T<0	-10≤T<-5	-15≤T<-10	-20≤T<-15	T<-20
k≤25	I	I	I	II	II	III
25<k≤50	I	I	II	II	III	III
50<k≤75	I	II	II	III	III	IV
k>75	II	II	III	III	IV	IV

注：凡低温作业地点平均空气相对湿度大于或等于80%的工种，应在本标准基础上提高一级。

127. 冻伤的基本特征有哪些?

职业性冻伤是指在寒冷、潮湿或有风的环境中工作，或接触低于0℃的介质（如制冷剂、液态气体等）所引起的局部组织温度下降，经冻结与融化而发生的损伤。

常见发生冻伤的行业包括林业、渔业、农业、矿业、护路、通信、运输、环卫、警务、投递、制造业（户外）等。

冻伤的特点是发病时局部组织温度降到生物冰点以下，组织冻结，复温后冻结组织融化，组织经历冻结和融化过程引起损伤，多发生在暴露部位，以手、足、脸部、耳、鼻处最多见。轻度冻伤主要损伤皮肤，表现为轻度疼痛、痒感，可形成水疱，经 1~2 周愈合。重度冻伤主要损伤皮肤、皮下组织、肌肉和骨骼等，表现为感觉迟钝或消失，皮肤呈紫红或青紫色，温度较低，明显水肿，有小水疱或无水疱等，愈后可遗留瘢痕或有组织缺失，留有残疾等。

某些化学物质所致冻伤可合并化学中毒和器官损伤。例如，液氯、液氨所致冻伤可合并吸入性呼吸道损伤，导致冻伤病情加重。在判断眼、呼吸道或实质脏器损伤的严重程度时，可按照相应化学物质中毒诊断标准及处理原则进行诊治。

128. 低温作业的防护措施有哪些？

（1）做好采暖和保暖工作。应当按照国家有关规定，在工作场所设置必要的采暖设备，使作业地点保持合适的温度。露天作业时，应在工作地点附近设置取暖室，以供劳动者轮流休息和取暖之用。

（2）注意个人防护。在低温环境中工作，应穿戴导热性小、吸湿性强的防寒服装、鞋靴、手套、帽子等。在潮湿环境下劳动时，应穿戴橡胶长靴或橡胶围裙等防湿用品。

（3）增强耐寒能力。人体接触低温环境一段时间后可形成冷习服，表现为受到冷刺激后机体产热增加、体表组织隔热性提高、肢端血管反应的改善等。此外，应适当增加摄入富含脂肪、蛋白质和维生素的食物。

（4）低温作业人员应定期体检，年老、体弱及有心血管、肝、肾等疾病患者，应避免从事低温作业。女职工在经期、孕期要避免从事低温和（或）冷水作业。

129. 什么是高气压？高气压作业有哪些？

一些特殊工作场所气压会升高，对人的工作效率和身体健康产生不利影响。例如，海平面的大气压力通常为 1 个大气压（760 mmHg/101.33 kPa），进行水下作业时，潜水员每下沉 10.3 m，压力增加 1 个大气压，增加部分称为附加压。附加压与水面大气压之和为总压，称为绝对压。当下沉达到一定深度时，所形成的高气压作业环境会危害劳动者的健康。

高气压作业通常有以下几种类型：

（1）潜水作业。深水养殖、海底施工/救护均需进行深潜作业。

（2）潜函作业。潜函又叫沉箱，是一种下方敞口的水下施工设备，沉入水下时需通入等于或略高于水下压力的高压空气。例如，建桥墩时，将潜函逐渐下沉，以保证水不至于进入潜函内，劳动者在潜函内工作即暴露在高气压环境中。

（3）其他。其他如临床上的加压治疗舱和高压氧舱、气象学上的高气压科学研究舱的作业等。

健康人能耐受 303.98~405.30 kPa 的压力，超过此限度，将对机体产生不良影响。

130. 什么是低气压作业？低气压对人体的影响有哪些？

在医学上，高原是指使人体产生明显生物学效应的海拔在 3 000 m 以上的地域，此高度气压仅为 67.24 kPa（504.34 mmHg）。广义地讲，高空、高原和高山均属于低气压环境，海拔越高，氧分压越低（气压越低）。《职业性高原病诊断标准》（GBZ 92—2008）将发生高原病的海拔高度确定为 2 500 m（气压为 546.34 mmHg/2.84 kPa），因此在海拔 2 500 m 以上的地区作业均属于低气压环境下的作业。

低气压对人体的影响主要是人体对缺氧的适应性及其影响，呼吸和循环系统受到的影响更为明显。在高原地区，大气中的氧气随高度的增加而减少，直接影响肺泡气体交换、血液携氧和结合氧在体内释放的速度，使机体供氧不足，产生缺氧。肺泡低氧将引起肺小动脉和微动脉的收缩，造成肺动脉高压，使右心室肥大，这是心力衰竭的基础。血液中红细胞和血红蛋白有随海拔升高而增多的趋势。血液相对密度和血液黏滞度的增加也是加重右心室负担的因素之一。此外，初登高原时外界低气压可致腹内气体膨胀，胃肠蠕动受限，消化液减少，出现腹胀、腹泻、上腹疼痛等症状。轻度缺氧可使神经系统兴奋性增高，反射增强，海拔继续升高则会出现抑郁症状。

131. 什么是高原病？

职业性高原病是在高原低氧环境下从事职业活动所致的一种疾病。高原低气压性缺氧是导致该病的主要病因，机体缺氧引起的功能失代偿和靶器官受损是病变的基础。临床上根据发病急缓，将高原病分为急性和慢性高原病，转至低海拔地区后可获改善。职业性高原病诊断适用于在海拔 3 000 m 以上地区从事职业活动（体育竞赛和军事训练）的在职职工。急性高原病表现为高原脑水肿、高原肺水肿。慢性高原病表现为高原红细胞增多症、高原心脏病。

（1）高原作业职业禁忌证：中枢神经系统器质性疾病、器质性心脏病、2 级及以上高血压或低血压、慢性阻塞性肺病、慢性间质性肺病、伴肺功能损害的疾病、贫血、红细胞增多症。

（2）在岗期间职业健康检查周期：1 年。

（3）应急健康检查。检查对象：急速进抵 4 000 m 以上（少数人可在海拔 3 000 m 以上）高原，因严重低气压性缺氧，发生以呼吸和中枢神经系统损害为主的职业人群。目标疾病：急性高原病。

132. 急性高原病的预防措施有哪些？

虽然高原环境对人体健康是有影响的，但这些变化完全是一种正常的生理反应。长期生活在平原地区的人进入高原后，机体会发生一系列生理反应，以适应高原缺氧环境，这个过程在医学上称为"习服"。为有效减少高原病的发生，对进入高原从事职业活动者，应安排"习服期"，坚持定时吸氧，服用抗氧化剂，进行定期体检。

（1）进入高原前的准备。应严格进行健康检查，筛查高原病易感者；开展预防高原病学习并进行适应性锻炼，注意防寒保暖，防止感冒；适当地采取药物预防。紧急情况下需进入高原时，可携带些布洛芬（改善头痛症状），泼尼松、地塞米松（减轻肺水肿症状）、速效救心丸、丹参滴丸（缓解高原缺氧引起的胸闷、胸痛症状），以及高原便携式氧气瓶，以备不时之需。

（2）进入高原途中的要求如下：

1）阶梯适应。每天登高高度不宜过高，海拔在 3 000 m 以下的，每天登高应<600 m；海拔在 3 000~5 000 m 的，每天登高 150~300 m。每天升到一定高度后，休整一段时间。

2）高原地区昼夜温差大，在上升的途中，应注意保暖、防寒，避免夜间行车。长途行车 2 小时应休息一次，每次 10~15 min。休息时，人员应下车就地轻度活动。另外，要保障营养充足，进食可口的热饮热食。睡前用热水洗脚，保证充分睡眠和休息。

3）带队负责人和队员之间应密切注意同行人员的健康变化，发现异常情况，应立即采取应急措施，对无条件救治并有生命危险者，应及时采取下送措施。

（3）进入高原后管理如下：

1）进入高原后，要注意休息，保证睡眠。前3天避免剧烈活动及从事重体力活动，一周后逐步增加活动量。

2）合理安排饮食，勿暴饮暴食，高碳水化合物及多饮水有助于预防和减轻急性高原病的发生和症状。

3）对初入高原者，特别是大批人员同时进入者，医务人员应加强巡视，发现异常者及时报告，做到早发现、早诊治。

133. 什么是航空病？

职业性航空病是指航空飞行环境中的气压变化所引起的航空性中耳炎、航空性鼻窦炎、变压性眩晕、高空减压病、肺气压伤5种疾病。航空病是减压病的一种类型，又称高空减压病。根据《职业性航空病诊断标准》（GBZ 93—2010），航空病诊断只适用于暴露在航空环境的飞行人员（包括飞行员、机组人员、空中战勤人员、空警、空中保安等）。

（1）航空作业职业禁忌证：活动的、潜在的、急性或慢性疾病，创伤性后遗症，影响功能的变形、缺损或损伤及影响功能的肌肉系统疾病，恶性肿瘤或影响生理功能的良性肿瘤等。具体内容参见《职业健康监护技术规范》（GBZ 188—2014）中航空作业上岗前职业健康检查的职业禁忌证。

（2）在岗期间职业健康检查周期：1年。

134. 工作场所的照明有什么要求？

生产场所中使用的照明有自然照明（天然采光）、人工照明及两者结合的综合照明 3 种。工作场所的照明要符合《建筑采光设计标准》（GB 50033—2013）和《建筑照明设计标准》（GB 50034—2013）的规定。

良好的照明条件：在工作面上有足够而适宜的照度，保持照明稳定、均匀，工作面上的亮度与周围环境亮度保持适当比例，阴影适中，避免眩光；设有保障安全的照明措施（如安全照明、事故照明等）。而不良照明条件则会使视力减退，引起疲劳，降低工作效率，甚至造成差错，引起事故。

流水线上关键技术工作岗位间的隔板不应影响光线或照明。工作场所的设备要与照明配套，避免孤立的亮光光区，提高能见度，光线方向应适宜。在潮湿场所，要选择防水灯具；在有腐蚀性气体或蒸气的工作场所，采用防腐蚀密闭式灯具；在高温场所，要采用散热性好、耐高温灯具；在含有易燃易爆气体及粉尘的工作场所，宜采用防爆灯具和防爆开关。

135. 什么是电离辐射和非电离辐射？

（1）电离辐射。电离辐射是一切能引起物质电离的辐射的总称。电离辐射种类很多，包括带电粒子和不带电粒子。带电粒子有 α 粒子（氦的原子核）、β 粒子（电子）、质子，不带电粒子有 X 射线、γ 射线（光子）以及中子。以波的形式传播能量的称为电磁辐射，其波谱非常宽，从 0 Hz 到大于 10^{23} Hz。波长越短，频率越高，携带的能量也越大。通常来讲，携带的能量大于 10 eV 或者波长小于 100 nm 的电磁辐射，都属于电离辐射。例如，X 射线和 γ 射线虽是电磁波，但由于能量较高，也属于电离辐射的范畴（即只有高能量或高频率的电磁波是电离辐射）。电离辐射分为天然辐射和人工辐射。

1）天然辐射。天然辐射为来自外层空间的宇宙射线，如碳-14、氚（^{14}C、^{3}H）等，以及存在于自然界空气、水、土壤、岩石等的天然放射性核素，如镭-222（^{222}Rn 等）。

2）人工辐射。人工辐射包括放射性物质和射线装置。放射性物质即放射源，其原子核处于不稳定状态，会经历自发的改变，使原子核恢复到更加稳定的状态，这一过程称为衰变。原子核在衰变的过程中发射出粒子和射线，最常见的是 α 粒子、β 粒子和 γ 射线。射线装置指在接通电源后能够产生 X 射线或电子流、质子流等的人造装置，包括 CT（计算机断层扫描）、DR（数字 X 射线摄影）、工艺 X 射线探伤机等。射线装置的特点是只有在工作中才会发出射线，是防护的重点。

（2）非电离辐射。非电离辐射是指能量较低，不能使物质原子或分子产生电离的辐射。例如，紫外线、可见光、红外线、微波、无线电波等只会使物质内的粒子振动，温度上升。过量的紫外线照射皮肤，会导致皮肤受伤。少量的微波短时间辐射不会对身体造成伤害，但大剂量的微波长时间辐射会对人体神经、心血管、消化、生殖、免疫等系统，以及眼部组织造成不良影响。

生产和日常生活中的电离辐射与非电离辐射如图 5-2 所示。

136. 辐射、辐射源与放射性的关系？射线对人体照射方式有哪些？

辐射是指以波或粒子的形式向周围空间或物质发射并在其中传播的能量（如声辐射、热辐射、电磁辐射、粒子辐射等）的统称。广义的辐射应包括电离辐射和非电离辐射。

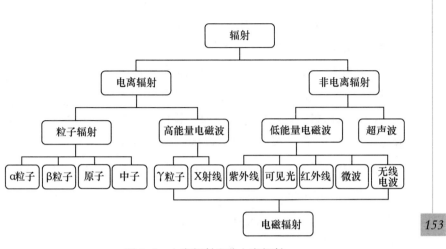

图 5-2 电离辐射和非电离辐射

辐射源是指能发射辐射的物质或装置。在没有特指的情况下，辐射源仅指电离辐射，即可以通过发射电离辐射或释放放射性物质而引起辐射照射的一切物质或实体。例如，钴-60（^{60}Co）是发射 β 射线和 γ 射线的辐射源。

放射性是指某些物质的原子核在发生衰变时，具有自发地放射出射线的性质。这些射线的共同特点：①看不见，摸不着，嗅不到，用仪器才能探测到；②有大小不等的穿透能力；③通过物质时能产生电离作用，对人的健康产生影响。典型的非放射性辐射源是各类需要电力供应的辐射发生器，如 X 射线机和粒子加速器，它们在运行时发出辐射，但是电力供应一旦切断，它们的放射特性就会消失。而放射性辐射源（简称放射源）决不会因停止电力供应而停止发出辐射，但是辐射强度会随着时间而衰减。

射线对人体照射方式分为外照射和内照射。两者的特点比较见表 5-8。

（1）外照射。外照射时，辐射源位于人体外，产生的辐射对人形成照射。穿透能力强的粒子如 X 射线、γ 射线、中子和高能 β 粒子形成的危害较大。例如，在接受电离辐射源的医疗诊治（如 X 射线检查、放射治疗）时，受检者或患者也会受到电离辐射外照射。

（2）内照射。内照射是指放射性物质（食物、药物等）经由空气吸入、食入或饮水摄入，或经皮肤、伤口吸收进入人体内部，直接对组织形成的照射。内照射时，短射程的粒子如 α 粒子、中低能 β 粒子以及电子形成的危害较大。

表 5-8   外照射与内照射的特点比较

照射方式	辐射源类型	危害方式	常见致电离粒子	照射特点
外照射	多见于密封源	电离	高能 β 粒子、γ 粒子、X 射线、质子、中子	间断
内照射	多见于开放源	电离、化学毒性	α 粒子、中低能 β 粒子	持续

（3）电离辐射的警告标志。国家标准规定，所有电离辐射工作场所及放射源的包装容器上都必须有电离辐射警告标志。电离辐射警告标志（见图 5-3）的基本形式是在正三角形边框内放入三叶草的符号，以提醒人们周围存在着放射性。"当心电离辐射"为黑色粗体中文文字，其含义是使人们注意可能发生放射性的危险。它的背景规定为黄色，等边三角形边框及电离辐射标志图形均为黑色。

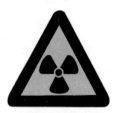

图 5-3　电离辐射
　　　　警告标志

137. 什么是密封源和非密封源？密封源的危险程度如何分类？

放射源是用天然或人工放射性核素制成的、以发射某种射线为特征的放射性物质。按照放射源的封装方式，放射源可分为密封源和非密封源。放射性物质密封在包壳里或放置在紧密覆盖层里的，称为密封源。密封源种类很多，按所用射线种类分，有中子源、α 放射源、β 放射源、γ 放射源等。没有包壳的放射性物质称为非密封源（又称开放源），放射性物质以液态或粉末状直接应用于工业、农业、科研和医疗等领域。例如，核医学中作为诊断和治疗用的短寿命放射性核素 ［碘-131（^{131}I）等］ 就属于非密封源。

按密封源对人类健康和环境的潜在危害程度，从高到低将密封源分为 Ⅰ、Ⅱ、Ⅲ、Ⅳ、Ⅴ类（见表5-9），Ⅴ类源的下限活度值为该种核素的豁免活度。

表 5-9　　　　　　密封源按照潜在危害程度分类

放射源分类		潜在危害程度	应用举例
Ⅰ类	极高危险源	若无防护，接触几分钟至1小时可致亡	医院伽马刀或辐照中心用钴-60（^{60}Co）
Ⅱ类	高危险源	若无防护，接触几小时至几天可致亡	工业探伤用铱-192（^{192}Ir）
Ⅲ类	危险源	若无防护，接触几小时可致永久性损伤，接触几天至几周可致亡	测厚仪用镅-241（^{241}Am）
Ⅳ类	低危险源	基本不对人造成永久性损伤，但长时间、近距离接触可致可恢复的临时性损伤	测厚仪用氪-85（^{85}Kr）
Ⅴ类	极低危险源	不会造成永久性损伤	医院敷贴器用锶-90（^{90}Sr）、测厚仪用铯-137（^{137}Cs）

当发现无人管理的带有电离辐射警告标志的物体或者体积较小却较重的金属罐（特别是铅罐）时，一是立即远离现场，既不要接触，也不要擅自移动这些物品；二是立即向单位安全保卫部门报告，或拨打环保监督热线12369。

138. 射线装置是什么？射线装置是如何分类的？

射线装置通常是指在接通电源后能够产生 X 射线或电子流、质子流的装置，包括 X 射线机、加速器等。X 射线机的核心部件是 X 射线管。加速器是利用电磁场使带电粒子获得高能量的装置，它的用途是人工产生高能离子束或生产放射性同位素，并开展各种应用，如放射治疗、高能物理研究等。

根据射线装置对人体健康和环境的潜在危害程度，从高到低将射线装置分为Ⅰ、Ⅱ、Ⅲ类，见表5-10。

（1）Ⅰ类为高危险射线装置，事故时短时间照射可以使受到照射的人员产生严重放射损伤甚至死亡，或对环境造成严重影响，其安全与防护要求高。

表5-10　　　　　　　　　　射线装置分类

装置类别	医用射线装置	非医用射线装置
Ⅰ类射线装置	质子治疗装置	生产放射性同位素的加速器［不含制备正电子发射计算机断层显像装置（PET）用放射性药物的加速器］
	重离子治疗装置	粒子能量大于或等于100 MeV的非医用加速器
	其他粒子能量大于或等于100 MeV的医用加速器	—

装置类别	医用射线装置	非医用射线装置
Ⅱ类射线装置	粒子能量小于 100 MeV 的医用加速器	粒子能量小于 100 MeV 的非医用加速器
	制备正电子发射计算机断层显像装置（PET）用放射性药物的加速器	工业辐照用加速器
	X 射线治疗机（深部、浅部）	工业探伤用加速器
	术中放射治疗装置	安全检查用加速器
	血管造影用 X 射线装置	车辆检查用 X 射线装置
	—	工业用 X 射线计算机断层扫描（CT）装置
	—	工业用 X 射线探伤装置
	—	中子发生器
Ⅲ类射线装置	医用 X 射线计算机扫描（CT）装置	人体安全检查用 X 射线装置
	医用诊断 X 射线装置	X 射线行李包检查装置
	口腔（牙科）X 射线装置	X 射线衍射仪
	放射治疗模拟定位装置	X 射线荧光仪
	X 射线血液辐照仪	其他各类 X 射线检测装置（测厚、称重、测孔径、测密度）
	—	离子注（植）入装置
	—	兽用 X 射线装置
	—	电子束焊机
	其他不能被豁免的 X 射线机	

（2）Ⅱ类为中危险射线装置，事故时可以使受到照射的人员产生较严重放射损伤，大剂量照射甚至导致死亡，其安全与防护要求较高。

（3）Ⅲ类为低危险射线装置，事故时一般不会使受到照射的人员产生放射损伤，其安全与防护要求相对简单。

139. 接触电离辐射的机会有哪些?

（1）辐照加工。辐照加工是装源活度最高的应用方式，一般用于卫生灭菌、农产品保鲜、辐射育种、高分子化合物的接枝交联和改性等，还可用于工业辐照加速器等装置。

（2）无损探伤，又称为工业探伤。常用的放射源多为铱-192（^{192}Ir）、钴-60（^{60}Co）等放射性核素。

（3）放射性计量仪表。放射性计量仪表包括核子秤、料位计等。放射性计量仪表种类繁多，使用的核素主要有钴-60（^{60}Co）、铯-137（^{137}Cs）等。

（4）油田测井。在石油勘探、开采中，用射线测量地质参数，探明原油储量。镅-铍（Am-Be）中子源是油田测井中最常使用的放射源之一。另外，由中子源制成的中子水分计还可用于测定土壤等含氢物质的湿度，以及用于活化分析、仪表校正和工业过程控制等方面。

（5）医用放射诊断和治疗，具体如下：

1）放射治疗。放射治疗是指利用电离辐射的生物效应治疗肿瘤等疾病的技术，如立体定向（X刀、γ刀）治疗、深部X射线治疗、其他放射治疗等。

2）核医学。核医学是指利用放射性同位素诊断或治疗疾病或进行医学研究的技术，如PET影像诊断、骨密度测量、放射药物治疗等。

3）介入放射学。介入放射学是指在医学影像系统监视引导下，经皮穿刺或引入倒灌做抽吸注射、引流，或对管腔、血管做成型、灌注、栓塞等，以诊断与治疗疾病，如DSA（数字减影—血管造影）

介入放射诊疗等。

4）X 射线影像诊断。X 射线影像诊断是指利用 X 射线的穿透等性质取得人体内器官与组织的影像信息以诊断疾病的技术，如普通 X 射线影像诊断、DR 和 CR（计算机 X 射线）影像诊断等。

（6）安全检测。例如，行李包裹 X 射线安检装置、钴-60（^{60}Co）γ 射线源固体探测器集装箱检测系统等。

140. 电离辐射对人体的损伤有哪些？

电离辐射对人体的损伤可分为急性放射损伤和慢性放射损伤。短时间内接受一定剂量的照射，可引起机体的急性损伤，平时见于核事故和患者放射治疗。

（1）损伤分类。人体受到一定剂量的电离辐射照射后，可以产生各种对健康有害的生物效应，按剂量-效应关系可分为随机性效应和确定性效应，按效应发生的个体可分为躯体效应（胎儿宫内受照射发生的胚胎和胎儿效应是一种特殊的躯体效应）和遗传效应，按效应的类型可分为大剂量照射的急性效应、低剂量长期照射的慢性效应以及受照后发生的远期效应等。

（2）剂量与效应的关系。非随机性的躯体效应存在着阈剂量，即当受照射剂量超过一个阈值时，这些效应就会出现，受照射者身上会出现一些相应的症状，见表 5-11。

表 5-11　　　全身受到一次大剂量照射后能引起的症状

照射量/ （C/kg）	相当组织中 吸收剂量/Gy	症状	治疗
≤0.56	≤0.24	无明显自觉症状	可不治疗，酌情观察

照射量/ （C/kg）	相当组织中 吸收剂量/Gy	症状	治疗
0.56~1.13	0.24~0.48	极个别人有轻度恶心、乏力等感觉，血液学检查有变化	增加营养，注意观察
1.13~2.26	0.48~0.96	极少数人有轻度、短暂的恶心、乏力、呕吐、工作精力下降等感觉	增加营养，注意休息，可自行恢复健康
2.26~3.39	0.96~1.44	部分人员有恶心、呕吐、食欲减退、头晕乏力等感觉，少数人一时失去工作能力	症状明显者要对症治疗
3.39~4.51	1.44~1.92	半数人员有恶心、呕吐、食欲减退、头晕乏力等感觉，一时失去工作能力，少数人症状较重	大部分人需要对症治疗，部分人员要住院治疗
4.51~9.03	1.92~3.84	大部分人出现恶心、呕吐、食欲减退、头晕乏力等症状，不少人症状较严重，少数人可能死亡	均需住院治疗
9.03~13.54	3.84~5.76	全部人员出现恶心、呕吐、食欲减退、头晕乏力等症状，死亡率约为50%，均需住院抢救	死亡率取决于人员年龄、营养水平、身体素质及治疗情况
>18.06	>7.68	全部人员死亡	尽量抢救，或许对个别人有成效

141. 职业性放射性疾病有哪些？

放射性疾病指由一定剂量的电离辐射作用于人体所引起的全身性或局部性放射损伤。《职业病分类和目录》中包括以下 11 种职业性放射性疾病：

（1）外照射急性放射病。该病是指人体一次或短时间（数日）

受到多次全身电离辐射，吸收剂量达到 1 Gy 以上所引起的全身性疾病。不同剂量照射引起的外照射急性放射病类型不同，根据其临床表现和病理改变，可分为骨髓型、肠型、脑型。其病程一般有较明显的时相性，通常有初期、假愈期、极期 3 个阶段，但不同类型的放射病又不尽相同。

（2）外照射亚急性放射病。该病是指人体在较长时间（数周到数月）内受电离辐射连续或间断较大剂量外照射，累积剂量大于 1 Gy 时所引起的一组全身性疾病。临床上以造血功能再生障碍为主，可见全血细胞减少及与之有关的症状。

（3）外照射慢性放射病。该病是指放射工作人员在较长时间内连续或间断受到超当量剂量限值的外照射，达到一定累积当量剂量后引起的以造血组织损伤为主并伴有其他系统改变的全身性疾病。

（4）内照射放射病。该病是指大量放射性核素进入体内，在体内作为放射源对机体持续辐射而引起的全身性疾病。内照射放射病比较少见，临床工作中见到的多为放射性核素内污染，指体内放射性核素累积超过其自然存量。

（5）放射性皮肤疾病。该病是指放射线（主要是 X 射线、β 射线、γ 射线）照射所引起的皮肤损伤，根据不同的照射情况和临床表现，可分为以下 3 类：急性放射性皮肤损伤、慢性放射性皮肤损伤、放射性皮肤癌。

（6）放射性肿瘤（含矿工高氡暴露所致肺癌）。该病是指接受电离辐射照射后发生的与所受该照射具有一定程度病因学联系的原发性恶性肿瘤。

（7）放射性骨损伤。该病是指人体全身或局部受到一次或短时间内分次大剂量外照射，或长期多次受到超过当量剂量限值的外照射所引起的一系列骨组织代谢和临床病理变化。按其病理改变，放射性骨损伤分为骨质疏松、骨髓炎、病理骨折、骨坏死和骨发育障碍。

（8）放射性甲状腺疾病。该病是指电离辐射以内照射和（或）外照射方式作用于甲状腺和（或）机体其他组织所引起的原发或继发性甲状腺功能和（或）器质性改变。

（9）放射性性腺疾病。性腺是对电离辐射高度敏感的器官，无论是大剂量事故照射、核恐怖袭击还是小剂量职业照射，均可诱发性腺损伤。放射性性腺疾病包括放射性不孕症及放射性闭经。

162

（10）放射复合伤。放射复合伤是指在战时核武器爆炸及平时核事故发生时，人体同时或相继出现以放射损伤为主的复合烧伤、冲击伤等一类复合伤。

（11）根据《职业性放射性疾病诊断总则》可以诊断的其他放射性损伤。

142. 如何消除放射性表面污染？

在放射性物质生产和使用的过程中，时常会发生人体表面和其他物体表面受到污染的现象。因此，清除污染是预防放射性损伤的重要手段之一，且清除污染越早，效果越好。对于手和皮肤污染，可用肥皂、洗涤剂、高锰酸钾、柠檬酸等清洗，不宜用有机溶剂及较浓的酸洗手，以免使污染物进入体内。

清除工作服污染时，如果污染不严重，及时采用普通清洗法清洗即可；污染严重时，要用高效洗涤剂（如用草酸和磷酸钠的混合液），并不宜用手洗。

清除器械表面污染时，对于玻璃和陶瓷器皿，应先用水清洗，然后浸入盐酸或柠檬酸溶液中1 h，取出，用水冲洗。如不能消除污染，则再浸入络合溶液（如乙二胺四乙醇及其钠盐、六聚偏磷酸钠等）中 15 min，取出，用水冲洗。对于金属器皿，用水冲洗后，浸入柠檬酸溶液中 1 h，再用水冲洗后擦干，不宜用过强的酸性洗液，以免腐蚀金属表面。对于塑料和橡胶制品，可先用水或肥皂刷洗，不能去污时，用稀盐酸、硝酸或柠檬酸清洗，然后再用水冲洗。

工作室表面被污染后，应根据表面材料的性质及污染情况，选用适当的清洗方法。一般先用水及去污粉或肥皂刷洗，若污染严重，则考虑用稀盐酸或柠檬酸溶液冲洗，或刮去表面甚至更换材料。

143. 如何进行辐射防护?

（1）外照射防护。外照射防护一般有 3 种方法：时间防护、距离防护和屏蔽防护。

1）时间防护。时间防护指减少接触辐射源时间，因为人体所受辐射照射的累积剂量与照射时间成正比。

2）距离防护。距离防护指增大人与辐射源之间的距离，因为人体所受辐射照射剂量和人与放射源之间距离的平方成反比，即距离辐射源越远越好。

3）屏蔽防护。屏蔽防护指在人体和辐射源之间设置屏蔽。当缩短时间和增大距离的措施受到限制时，设置合适的屏蔽体是有效的防护措施。不同射线防护原理如图 5-4 所示。

（2）内照射防护。发生内照射时，核素进入人体内，因此阻断人体对放射性核素的吸收是唯一的防护方法。服用碘片能够阻挡人体对碘-131（^{131}I）的吸收，并能增加体内碘代谢，使已经进入体内的碘-131（^{131}I）尽快排出体外。

（3）屏蔽材料选择的原则。不同射线与物质的相互作用、衰减方

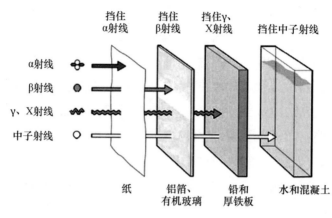

挡住   挡住   挡住γ、
α射线   β射线   X射线   挡住中子射线

α射线
β射线
γ、X射线
中子射线

纸   铝箔、   铅和   水和混凝土
            有机玻璃   厚铁板

图 5-4   不同射线防护原理

式不同，因此必须选择不同的屏蔽材料和屏蔽方式。对 X、γ 射线的防护，宜选择高原子序数的材料，如铅、铁、铜和钨等。实际工作中，也常使用混凝土甚至普通土层。常用屏蔽材料的选择原则见表 5-12。

表 5-12　　　　　　　常用屏蔽材料的选择原则

射线类型	作用的主要形式	材料选择原则	常用屏蔽材料
α 射线	电离、激发	一般低原子序数材料	纸、铝箔、有机玻璃等
β 射线、正电子	电离、激发、轫致辐射	低原子序数和高原子序数材料	铝、有机玻璃、混凝土、铅
质子、重氢核	核反应产生中子	高原子序数材料	钽、钚
X、γ 射线	光谱、康普顿、电子对	高原子序数材料	铅、铁、钨、铀、混凝土、砖、去离子水等
中子	弹性、非弹性、吸收	含氢低原子序数材料、含硼材料	水、石蜡、混凝土、聚乙烯、碳化硼铝、含硼聚乙烯等

144. 辐射防护剂量限值有哪些规定?

根据《电离辐射防护与辐射源安全基本标准》（GB 18871—2002），辐射防护剂量限值体系对职业照射和公众照射有明确的剂量限值要求。

（1）对于职业照射，剂量限值要求如下：

1）连续 5 年的年平均有效剂量为 20 mSv。

2）连续 5 年中任何一年的有效剂量为 50 mSv。

3）眼晶体的年当量剂量为 150 mSv。

4）四肢（手、足）或皮肤的年当量剂量为 500 mSv。

（2）对于公众照射，剂量限值要求如下：

1）年有效剂量为 1 mSv。

2）特殊情况下，如果连续 5 年的年平均有效剂量不超过 1 mSv，其中某一年的有效剂量可为 5 mSv。

3）眼晶体的年当量剂量为 15 mSv。

4）皮肤的年当量剂为 50 mSv。

145. 放射工作人员健康管理有哪些要求?

根据《放射工作人员职业健康管理办法》（卫生部令第 55 号）及《放射工作人员健康要求及监护规范》（GBZ 98—2020）的规定，在放射工作单位从事放射职业活动中受到电离辐射照射的人员（简称"放射工作人员"）均应遵守相关规定。

（1）放射工作人员应当具备下列基本条件：

1）年满 18 周岁；经职业健康检查，符合放射工作人员的职业健康要求；放射防护和有关法律知识培训考核合格；遵守放射防护法规和规章制度，接受职业健康监护和个人剂量监测管理；持有放射工作人员证。

2）上岗前应当接受放射防护和有关法律知识培训，考核合格方可参加相应的工作。培训时间不少于 4 天。放射工作单位应当定期组织本单位的放射工作人员接受放射防护和有关法律知识培训。放射工作人员两次培训的时间间隔不超过 2 年，每次培训时间不少于 2 天。

（2）个人剂量监测的有关要求如下：

1）监测周期。外照射个人剂量监测周期一般为30天，最长应不超过90天；内照射个人剂量监测周期按照《职业性内照射个人监测规范》（GBZ 129—2016）执行。

2）监测要求。放射工作人员进入放射工作场所，应当正确佩戴个人剂量计。操作结束离开非密封放射性物质工作场所时，按要求进行个人体表、衣物及防护用品的放射性表面污染监测，发现污染要及时处理，做好记录并存档。进入辐照装置、工业探伤、放射治疗等强辐射工作场所时，除佩戴常规个人剂量计外，还应当携带报警式剂量计。

（3）职业健康管理要求如下：

1）上岗前职业健康检查。放射工作人员上岗前，应当进行上岗前的职业健康检查，符合放射工作人员健康标准的，方可参加相应的放射工作。

2）在岗期间职业健康检查。放射工作单位应当组织上岗后的放射工作人员定期进行职业健康检查，两次检查的时间间隔应不超过 2 年，必要时可增加临时性检查。

3）离岗时职业健康检查。放射工作人员脱离放射工作岗位时，放射工作单位应当对其进行离岗前的职业健康检查。

4）应急检查。对参加应急处理或者受到事故照射的放射工作人员，放射工作单位应当及时组织健康检查或者医疗救治，按照国家有关标准进行医学随访观察。

（4）放射工作人员的健康要求如下：

1）基本原则。放射工作人员应具备在正常、异常或紧急情况下，准确无误地履行其职责的健康条件。

2）具体要求如下：

①神志清晰，精神状态良好，无认知功能障碍，语言表达和书写能力正常。

②内科、外科和皮肤科检查未见明显异常，不影响正常工作。

③裸眼视力或矫正视力应不低于4.9，无红绿色盲，耳语或秒表测试无听力障碍。

④造血功能未见明显异常，参考血细胞分析（静脉血仪器检测）结果，白细胞和血小板不低于参考区间（见表5-13）下限值。

表5-13　　　放射工作人员血细胞分析参考区间

性别	血红蛋白/(g/L)	红细胞数/($\times10^{12}$/L)	白细胞数/($\times10^9$/L)	血小板数/($\times10^9$/L)
男	120~175	4.0~5.8	4.0~9.5	100~350
女	110~150	3.5~5.1	4.0~9.5	100~350

注：高原地区应参照当地参考区间。

⑤甲状腺功能未见明显异常。

⑥外周血淋巴细胞染色体畸变率和微核率在正常参考值范围内。

146. 辐射监测是什么？有哪些内容？

辐射监测是指为估算公众及工作人员所受辐射剂量而进行的测

量，它是辐射防护的重要组成部分。辐射监测分为个人剂量监测和放射性工作场所监测。

（1）个人剂量监测。对在工作区域（控制区）工作的工作人员，或有时进入工作区域（控制区）工作并可能受到显著职业照射的工作人员，或其职业照射剂量可能大于 5 mSv/a 的工作人员，均应进行个人剂量监测。个人剂量监测包括外照射监测和内照射监测。

1）外照射监测。使用热释光剂量计（TLD）进行工作人员所受的 X、β、γ 和中子外照射监测是法定的测量方法。在放射工作中，佩戴个人电子报警仪可以用来进行个人剂量控制，保护工作人员。

2）内照射监测可分为两种，具体如下：

①全身或器官中放射性物质含量的体外直接测量技术，可用于发射特征 X 射线、γ 射线、正电子和高能 β 粒子的放射性核素测量，也可用于一些发射特征 X 射线的 α 发射体测量。全身计数器设备允许在低本底水平下进行个人内污染测量。对主要沉积于人体特定组织或器官的放射性核素，使用局部体外直接测量更为合理。

②生物样品放射性核素分析。生物样品监测即体外排泄物的监测，包括尿液、粪便等，对于 α、β、γ 射线的辐射体是常用的监测技术。

（2）放射性工作场所监测。目的是保障工作场所的辐射水平及放射性污染水平低于预定的水平，以保障工作人员处于符合防护要求的环境中，同时还要及时发现剂量波动的原因，以便及时纠正和采取临时防护措施。放射性工作场所监测一般包括以下 3个方面：

1）工作场所外照射监测。工作场所外照射监测主要包括中子、

β、X 外照射监测。如果工作场所的防护屏蔽或进行的操作过程预计不会发生重大改变，预期工作场所里的辐射场不可能发生快速的变化，进行定期或偶尔的验核监测就可以；也可以使用个人监测的结果。当辐射场可能剧烈地增大到严重的水平时，除使用个人剂量计外，还需要使用报警系统。

2）表面污染监测。在容易发生放射性污染的场所，应对地面、设备表面等进行常规污染监测。还应在更衣室和工作区出口处对工作人员体表进行污染监测，防止污染扩大。一般应采用表面污染仪进行测量，或者用擦拭法进行间接测量。

3）空气污染监测。空气污染监测是对工作场所内的气载污染物的种类和浓度进行测量。可采用固定式、移动式和个人佩戴的取样器进行监测，要根据实际需要选择恰当的监测手段。

147. 极低频电磁场是什么？

极低频电磁场指频率在 300 Hz 以下的交变电磁场，主要由输电线路、变电站、电气设备等电力供应和各类家用电器产生。该频段的波长很长，本质上是一种感应场，电场来源于电压，以伏/米（V/m）为强度单位，磁场来源于电流，它们的磁感应强度以特斯拉（T）表示。极低频电磁场以 50 Hz 或 60 Hz 的工频电磁场为主。电场可用木头和金属等普通材料屏蔽，磁场难以屏蔽。

有研究显示，职业性极低频电磁场暴露会增加阿尔茨海默病等神经退行性疾病发病风险。对于极低频磁场，短时间高强度（＞100 μT）暴露会刺激神经等产生急性生物学效应。关于极低频磁场长期暴露，世界卫生组织国际癌症研究机构（IARC）基于极低频电磁场暴露与儿童白血病发病风险关联的有限流行病学研究证据，将极低频电磁场归类为"人类可疑致癌原"。世界卫生组织建议采取适当的预防措施减少极低频电磁场暴露。

（1）职业接触机会：变电站（所）人员、电气线路巡检人员、带电作业人员等。

（2）职业接触限值：8 小时工作场所 50 Hz 工频电场强度为 5 kV/m。

（3）国际非电离辐射防护委员会（ICNIRP）推荐标准：职业群体整工作日内电场强度为 10 kV/m，磁通密度为 0.5 mT（1 mT = 1 000 μT）。

148. 什么是射频辐射？

射频辐射即射频电磁场，指频率在 100 kHz～300 GHz 的电磁辐射，也称无线电波，包括高频电磁场和微波，是电磁辐射中量子能量较小、波长较长的频段，波长范围为 1 mm～3 000 m。高频电磁场按波长可分为长波、中波、短波和超短波，微波可分为分米波、厘米波和毫米波。

对于高频电流周围发生的交变电磁场，以场源为中心，半径为 1/6 波长范围内的区域为近区场（感应场），半径为 1/6 波长以外的空间范围的区域为远区场（辐射场）。在近区场内，电磁强度较大，对劳动者健康影响较大，应该注意对电磁辐射的防护。在近区场，电场与磁场的强度大小没有一定的比例关系，在实际工作中要分别测定电场强度和磁场强度。当高频振荡电波的频率高达 300 MHz 以上时，劳动者都处在辐射场区内，受到的是辐射波能的影响，实际就是微波的影响。

149. 高频电磁场的接触机会有哪些？对人体有什么危害？

任何交流电路都会向周围的空间发射与交流频率相同的电磁能，形成交频电磁场，当交流电的频率达每秒 10 万次以上时，它周围则形成高频电场和磁场，这就是高频电磁场。高频电磁场频率为 100 kHz~30 MHz，波长范围为 10~3 000 m。高频电磁辐射属于非电离辐射，无电离作用，也是一种电磁波，具有波的一切特性。

（1）主要接触机会如下：

1）高频感应加热。高频电磁场可用于表面淬火、金属熔炼、热轧工艺、钢管焊接等，使用频率为 300 kHz~3 MHz。

2）高频介质加热。高频电磁场可用于塑料热合、高频胶合、木材与电木粉加热、粮食干燥与种子处理、橡胶硫化等，使用频率在 1~100 MHz。

（2）高频电磁场对人体的危害如下：

1）热效应。高频电磁场直接辐射人体组织使之温度升高，会出现热损伤等，甚至使性器官及眼晶体受热损伤。

2）非热效应。高频电磁场直接作用于神经、内分泌系统或细胞生物膜，将出现轻重不一的类神经症：全身无力、易疲劳、头晕、头痛、记忆力减退等。女职工常出现月经周期紊乱，以年轻者为主；少数男职工性功能减退。脱离接触并接受对症治疗后多可以恢复健康。

（3）职业接触限值：8 h 工作场所高频电磁场职业接触限值见表 5-14。

表 5-14　　　8 h 工作场所高频电磁场职业接触限值

频率 f/MHz	电场强度/（V/m）	磁场强度/（A/m）
$0.1 \leqslant f \leqslant 3$	50	5

171

频率 f/MHz	电场强度/（V/m）	磁场强度/（A/m）
$3 < f \leqslant 30$	25	—

150. 微波的接触机会有哪些？对人体有什么危害？

当高频振荡电流的频率达 300 MHz 以上时，存在辐射场区。此区的特征是电磁能量以波的形式向四周空间辐射，人体受到的是辐射波能的作用。通常把波长在 1 mm～1 m 的电磁波称微波（频率为 300 MHz～300 GHz）。

（1）微波的接触机会。微波广泛应用于导航、测距、探测雷达和卫星通信等方面。在工业、农业中，微波主要用于粮食加热干燥、木材及其他轻工业产品。医学上的微波理疗使用也较普遍。

（2）微波对人体的健康效应，主要取决于微波源的发射功率、设备泄漏情况、辐射源的屏蔽状态以及在操作和维修时是否有合理的防护措施等。职业性微波辐射暴露人群一般主诉非特异性类神经症和心悸、心前区疼痛或胸闷感等，严重时还可有局部器官的不可逆性损伤。

微波白内障是指劳动者暴露于微波中，受到超过职业接触限值的高强度的微波辐射，特别是短时间内暴露强度大于或等于 5 mW/cm^2 的微波所致的眼晶状体损伤。主要表现在晶状体后囊下及后囊下皮质、晶状体前囊及前皮质的变性混浊。

（3）职业禁忌证：神经系统器质性疾病、白内障。

（4）在岗期间职业健康检查周期：2 年。

（5）职业接触限值：见表 5-15。其中，平均功率密度表示单位面积上一个工作日内平均辐射功率（单位为 μW/cm^2）。日剂量表示一日接受辐射的总能量，等于平均功率密度与受辐射时间（按照 8 h

计算）的乘积，单位为 $\mu W \cdot h/cm^2$ 或 $mW \cdot h/cm^2$。

表 5-15　　　　工作场所微波辐射职业接触限值

类型		日剂量/ $(\mu W \cdot h/cm^2)$	8 h 平均功率密度/ $(\mu W/cm^2)$	非 8 h 平均功率密度/ $(\mu W/cm^2)$	短时间接触功率密度/ (mW/cm^2)
全身辐射	连续微波	400	50	400/t	5
	脉冲微波	200	25	200/t	5
肢体局部辐射	连续微波或脉冲微波	4 000	500	4 000/t	5

注：t 为受辐射时间，单位为 h。

151. 怎样预防射频辐射危害?

预防射频辐射危害最重要的是对辐射源进行屏蔽，其次是加大操作距离，缩短工作时间及加强个人防护。

（1）场源屏蔽。将电磁能量限制在规定的空间内，阻止其传播扩散。应屏蔽辐射源，屏蔽材料要选用铜、铝等金属材料，利用金属的吸收和反射作用，使操作地点的电磁场强度降低。屏蔽罩应接地良好，以免成为二次辐射源。

（2）远距离操作。当屏蔽辐射源有困难时，可采用自动或半自动的远距离操作，在场源周围设置明显标志，禁止人员靠近。

（3）缩短工作时间。合理安排工作，尽量缩短操作人员的接触时间。

（4）个人防护。在难以采取其他措施时，短时间作业可穿戴专用的防护衣帽和眼镜。

152. 红外线对人体的危害有哪些? 如何防护?

红外线是位于可见光红光外侧的不可见光，频率为 300 GHz ~

400 THz，波长为 780 nm~1 000 μm，是一种介于微波与可见光之间、具有强热作用的电磁波。医学领域中将红外线划分为 3 类：①近红外线（0.78~3 μm），易穿透皮肤，组织吸收后引起灼伤；②中红外线（3~30 μm），易被角膜和皮肤吸收；③远红外线（30~1 000 μm），被皮肤吸收后产生热感。在物理学中，凡是高于绝对零度（0 K，即−273.15 ℃）的物质都可以产生红外线（以及其他类型的电磁波）。现代物理学将红外线称为黑体辐射（热辐射）。物体温度越高，产生的红外线波长越短，辐射强度越大。根据红外线对机体生物效应的不同，可将红外线分为 IR−A（0.78~1.4 μm）、IR−B（1.4~3 μm）和 IR−C（3~1 000 μm）3 个区段。红外线对机体组织的穿透力随着波长的增大而减弱，波长大于 6 μm 的红外线对组织无穿透力。

（1）接触机会：太阳光、熔炉、熔融态金属和玻璃、玻璃吹制、炼钢、轧钢、焊接等。职业性损伤多发生于使用弧光灯、电焊、氧乙炔焊等操作。

（2）对人体危害如下：

1）红外线照射皮肤可出现红斑反应，反复照射局部可出现色素沉着。过量照射，特别是短波红外线照射，除发生皮肤急性灼伤外，还可透入皮下组织，对血液及深部组织加热。

2）红外线照射眼睛可引起角膜损伤、视网膜及脉络膜灼伤、红外线白内障等。

（3）预防措施如下：

1）改革工艺，采取隔热措施。例如，通过机械化、自动化工艺，使劳动者远离红外线源。能密闭的红外线源，设置隔绝设备；不能密闭的，采取隔热措施。反射性隔热设施有铝箔、玻璃或钢板制成的屏障，吸热性隔热设施有水藻、石棉板、玻璃棉板等。

2）加强个人防护，避免直接裸眼观看强光源。强红外辐射作业人员要佩戴合适的防护眼镜。采用远距离隔离和材料隔离防护，高温作业时穿白色的防护衣帽。加强卫生教育，组织劳动者进行上岗前和在岗期间职业健康检查，除高温作业职业禁忌证外，晶状体异常、皮肤病等也属于禁忌范围。

153. 紫外线对人体的危害有哪些？如何防护？

紫外线是位于可见光紫光外侧的不可见光，频率为 750 THz ~ 30 PHz，波长为 10~400 nm，是介于 X 射线与可见光之间的电磁波。根据紫外线的生物效应，可将紫外线分为 UV-A（315~400 nm）、UV-B（280~315 nm）和 UV-C（100~280 nm）3 部分。其中，UV-A 段可产生光毒性和光敏性效应，为黑线区；UV-B 段具有明显的致红斑和角膜、结膜炎症效应，为红斑区；UV-C 段具有杀菌和微弱致红斑作用，为灭菌波段。物体温度达 1 200 ℃以上时，辐射光谱中即可出现紫外线。随着温度升高，紫外线的波长变短，强度增大。

（1）接触机会：冶炼炉（高炉、平炉）炉温在 1 200~2 000 ℃时，产生紫外线，波长在 320 nm 左右；电焊、气焊、电炉炼钢温度达 3 000 ℃时，可产生波长短于 290 nm 的紫外线；当乙炔气焊及电焊温度达 3 200 ℃时，紫外线波长可短于 230 nm；探照灯、水银石英灯发射的紫外线波长为 220~240 nm。

（2）对人体危害如下：

1）红斑效应。在受到强烈的紫外线辐射后，表皮会生成各种化学介质，并释放扩散到真皮，引起局部血管扩张，具体表现为皮肤出现红斑。与灼伤形成的红斑不同，紫外辐射所致的红斑消失得很慢。红斑效应是 UV-B 波段紫外辐射效应。

2）损伤眼睛。一是引起急性角膜、结膜炎，称为电光性眼炎；二是引起白内障。该危害是 UV-B 波段紫外辐射效应，295 nm 以上的紫外线主要被晶状体吸收。

3）色素沉着效应。色素沉着效应又称为黑斑效应。它是指紫外辐射透入皮肤深部，准黑色素物质被氧化形成黑色素，使皮肤变黑。若继续照射，将形成色素沉着。造成色素沉着的有效波段在 UV-A 波段，其峰值在 365 nm 附近。该效应常出现在暴露紫外线较多的部位，如躯干和腿部。长期暴露可致皮肤皱缩和老化，严重的可能诱发皮肤癌。

（3）预防措施如下：

1）采用自动或半自动焊接，以屏蔽辐射源和增大与辐射源的距离为原则。电焊工操作时应使用移动屏幕围住作业区，以免其他工种的人员受到紫外线照射。

2）电焊工及其助手必须戴专用的防护面罩或护目镜及适宜的防护手套和工作服等，不得使皮肤裸露。

3）对于接触低强度辐射源的操作，可使用玻璃护目镜、风镜以保护眼睛。

4）加强卫生教育，组织劳动者进行上岗前和在岗期间职业健康检查，除高温作业职业禁忌证外，晶状体异常、皮肤病等也属于禁忌范围。

（4）职业禁忌证：活动性角膜疾病，白内障，面、手背和前臂等暴露部位严重的皮肤病，白化病。

（5）在岗期间职业健康检查周期：2 年。

（6）职业接触限值：8 h 工作场所紫外辐射职业接触限值见表 5-16。

表 5-16   8 h 工作场所紫外辐射职业接触限值

紫外光谱分类	8 h 职业接触限值	
	辐照度/（$\mu W/cm^2$）	照射量/（mJ/cm^2）
中波紫外线（280 nm≤λ<315 nm）	0.26	3.7
短波紫外线（100 nm≤λ<280 nm）	0.13	1.8
电焊弧光	0.24	3.5

177

154. 什么是激光？其接触机会有哪些？

激光是指受辐射激发产生的光放大，由激光器在受控的受激发射过程中产生或放大而得到，波长为 200 nm ~ 1 mm。激光是一种人造的、特殊类型的非电离辐射，具有亮度高、方向性好、相干性好等一系列优异特性，因而在工业、农业、国防、医疗和科学研究中得到广泛应用。

激光光谱范围广，按光谱可分为紫外激光（200 nm ≤ λ < 400 nm）、可见激光（400 nm≤λ<780 nm）和红外激光（780 nm≤ λ≤1 mm）。

激光器的用途包括工业上的激光通信、激光打孔、切割、焊接等；在军事和航天事业上用于激光雷达、激光通信等；医学上用于眼科、外科、皮肤科、肿瘤科等多种疾病的治疗。

155. 激光对人体的危害有哪些？如何防护？

（1）激光的危害。激光与生物组织的相互作用，主要表现为热效应、光化学效应、机械压力效应和电磁场效应。激光对人体组织的伤害及损伤程度，主要取决于激光的波长、光源类型、放射方式、入射角度、辐射强度、受照时间及生物组织的特性与光斑大小。激光伤害人体的靶器官主要为眼睛和皮肤。

1）对眼睛和视觉的损害。激光能烧伤生物组织，尤其对视网膜的灼伤最多见。处在红外区或微波区的激光辐射可被虹膜或晶体吸收造成热损伤，导致虹膜炎和白内障。激光辐射对视网膜的损害是无痛的，易被人们忽视。激光对眼睛的意外伤害，除个别人发生永久性视力丧失外，多数经治疗后均有不同程度的恢复。

2）对皮肤的损害。激光对皮肤的伤害过程表现为轻度红斑、灼烧直至组织炭化坏死。此外，激光也可损伤色素细胞，引起毛细血管栓塞，有时可见血管破裂和溢血。皮肤损伤通常是可逆的和可恢复的。

（2）防护措施。激光防护通常是对激光源、操作人员和工作环境分别采取相应的保护措施。具体的措施有：①在有激光的工作场所张贴醒目的警告牌，设置警告标志。②工作人员应先接受激光防护的培训，进入工作场所应佩戴激光防护眼镜。③不使用激光时，应在输出端加防护盖。应尽量封闭光路，避免人员暴露于激光束。另外，应保持光路高于或低于人眼高度。④在激光运行空间内，应保证足够的照明，使眼睛的瞳孔保持收缩状态。⑤对激光操作人员进行定期职业健康检查。

（3）职业禁忌证：神经系统器质性疾病、白内障。

（4）在岗期间职业健康检查周期：2年。

（5）职业接触限值：8 h眼直视激光束的职业接触限值见表5-17，8 h激光照射皮肤的职业接触限值见表5-18。

表 5-17　　　　8 h 眼直视激光束的职业接触限值

光谱范围	波长/nm	照射时间/s	照射量/(J/cm^2)	辐照度/(W/cm^2)
紫外线	200~308	$1\times10^{-9} \sim 3\times10^4$	3×10^{-3}	—
	309~314	$1\times10^{-9} \sim 3\times10^4$	6.3×10^{-2}	—
	315~400	$1\times10^{-9} \sim 10$	$0.56t^{1/4}$	—
	315~400	$10 \sim 1\times10^3$	1.0	—
		$1\times10^3 \sim 3\times10^4$	—	1×10^{-3}
可见光	400~700	$1\times10^{-9} \sim 1.2\times10^{-5}$	5×10^{-7}	—
		$1.2\times10^{-5} \sim 10$	$2.5t^{3/4}\times10^{-3}$	—
		$10 \sim 1\times10^4$	$1.4C_B\times10^{-2}$	—
		$1\times10^4 \sim 3\times10^4$	—	$1.4C_B\times10^{-6}$
红外线	700~1 050	$1\times10^{-9} \sim 1.2\times10^{-5}$	$5C_A\times10^{-7}$	—
		$1.2\times10^{-5} \sim 1\times10^3$	$2.5C_At^{3/4}\times10^{-3}$	—
	1 050~1 400	$1\times10^{-9} \sim 3\times10^{-5}$	5×10^{-6}	—
		$3\times10^{-5} \sim 1\times10^3$	$12.5t^{3/4}\times10^{-3}$	—
	700~1 400	$1\times10^4 \sim 3\times10^4$	—	$4.44C_A\times10^{-4}$
远红外线	1 400~1×10^6	$1\times10^{-9} \sim 1\times10^{-7}$	0.01	—
		$1\times10^{-7} \sim 10$	$0.56t^{1/4}$	—
		>10		0.1

注：t 为照射时间。C_A 和 C_B 分别为红外和可见光波段的校正因子。波长与校正因子的关系：波长为 400~700 nm 时，$C_A=1$；波长为 700~1 050 nm 时，$C_A=10^{0.002(\lambda-700)}$；波长为 1 050~1 400 nm 时，$C_A=5$；波长为 400~550 nm 时，$C_B=1$；波长为 550~700 nm 时，$C_B=10^{0.015(\lambda-550)}$。

表 5-18　　　　　　8 h 激光照射皮肤的职业接触限值

光谱范围	波长/nm	照射时间/s	照射量/(J/cm^2)	辐照度/(W/cm^2)
紫外线	$200 \sim 400$	$1 \times 10^{-9} \sim 3 \times 10^4$	同表 5-17	
可见光与红外线	$400 \sim 1\,400$	$1 \times 10^{-9} \sim 3 \times 10^{-7}$	$2C_A \times 10^{-2}$	—
		$1 \times 10^{-7} \sim 10$	$1.1C_A t^{1/4}$	—
		$10 \sim 3 \times 10^4$	—	$0.2C_A$
远红外线	$1\,400 \sim 1 \times 10^6$	$1 \times 10^{-9} \sim 3 \times 10^4$	同表 5-17	

注：t 为照射时间。C_A 和 C_B 分别为红外和可见光波段的校正因子。波长与校正因子的关系：波长为 $400 \sim 700$ nm 时，$C_A = 1$；波长为 $700 \sim 1\,050$ nm 时，$C_A = 10^{0.002(\lambda - 700)}$；波长为 $1\,050 \sim 1\,400$ nm 时，$C_A = 5$；波长为 $400 \sim 550$ nm 时，$C_B = 1$；波长为 $550 \sim 700$ nm 时，$C_B = 10^{0.015(\lambda - 550)}$。

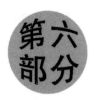

第六部分 职业性肿瘤、传染病及其他职业病

156. 什么是职业性肿瘤?

职业性肿瘤是在工作环境中接触致癌因素，经过较长的潜隐期而罹患的某种特定肿瘤，又称职业癌。在《职业病分类和目录》中，职业性肿瘤有 11 种，分别是石棉所致肺癌和间皮瘤，联苯胺所致膀胱癌，苯所致白血病，氯甲醚、双氯甲醚所致肺癌，砷及其化合物所致肺癌及皮肤癌，氯乙烯所致肝血管肉瘤，焦炉逸散物所致肺癌，六价铬化合物所致肺癌，毛沸石所致肺癌、胸膜间皮瘤，煤焦油、煤焦油沥青、石油沥青所致皮肤癌，β-萘胺所致膀胱癌。

157. 常见职业性致癌因素有哪些?

在一定条件下能使正常细胞转化为肿瘤细胞，且能发展为可检出肿瘤的职业有关致病因素，称为职业性致癌因素，包括物理性、化学性和生物性因素等，其中化学性因素约占 90%。

（1）职业性致癌物的分类。国际癌症组织（IARC）根据化学物对人致癌性的证据，将潜在化学致癌性物质分为 4 组：对人致癌（G1）、对人可能致癌（G2A）和对人可疑致癌（G2B）、尚不能分类为对人致癌（G3）、可能对人无致癌性（G4）。在《工作场所有害因

素职业接触限值　第 1 部分：化学有害因素》（GBZ 2. 1—2019）中，采纳 IARC 的致癌性分类前 3 组，即 G1、G2A、G2B 并在备注栏内分别标注，作为职业病危害预防控制的参考。

（2）常见致癌因素。常见致癌因素可分为内因致癌因素及外因致癌因素。

1）内因致癌因素。内因致癌因素主要指遗传因素。部分癌症存在一定的家族遗传性，如遗传性、家族性腺瘤性息肉病等。

2）外因致癌因素。生产生活环境中的致癌因素很多，包括物理性、化学性和生物性 3 类。物理性致癌因素主要是放射性物质；生物性致癌因素主要是致瘤性病毒，如 EB 病毒；约 80% 的肿瘤是由化学致癌物引起的。IARC 确认属于 G1 组的致癌物有 120 种，部分常见致癌因素见表 6-1。

表 6-1　　　　　　　　部分常见致癌因素

序号	致癌因素	序号	致癌因素
1	电离辐射，包括 X 射线、γ 射线、中子、放射性核素等	13	1，2-二氯丙烷
		14	芥子气
2	石棉	15	苯并［a］芘
3	结晶型游离二氧化硅	16	甲醛
4	木尘	17	多氯联苯
5	铍和铍化合物	18	皮革粉末
6	六价铬化合物	19	室内燃烧煤
7	苯	20	紫外线辐射
8	轻度处理或未经处理的矿物油	21	毛沸石
9	煤烟（烟囱清洁工接触）	22	砷和无机砷化合物
10	双氯甲醚、氯甲基甲基醚	23	镉和镉化合物
11	联苯胺	24	镍化合物
12	环氧乙烷	25	煤焦油沥青

续表

序号	致癌因素	序号	致癌因素
26	页岩油	31	三氯乙烯
27	氯乙烯	32	强无机酸雾
28	4-氨基联苯	33	1，3-丁二烯
29	2-萘胺	34	邻甲苯胺
30	二噁英	35	柴油内燃机废气

158. 常见的职业性肿瘤有哪些?

职业性肿瘤占全部肿瘤的 2%~8%，肺癌、恶性间皮瘤和膀胱癌是职业性肿瘤中最常见的肿瘤类型。

（1）职业性呼吸系统肿瘤。在职业性肿瘤中，呼吸系统肿瘤占极高比例。目前已知对呼吸系统有致癌作用的物质有石棉、铬、镍、砷、煤焦油类物质及放射性物质等。吸烟与引起职业性呼吸系统肿瘤的职业病危害因素有协同作用。

（2）职业性皮肤癌。职业性皮肤癌约占人类皮肤癌的 10%，是人类最早发现的职业性肿瘤，经常发生在职业性致癌物的暴露部位和接触局部。能引起皮肤癌的主要化学物质有砷及其化合物、煤焦油、沥青、蒽、石蜡、X 射线等，其中以煤焦油类物质接触致皮肤癌发生最常见。

（3）职业性膀胱癌。膀胱癌死亡病例的 20% 有可疑致癌物接触史。致膀胱癌的物质主要为芳香胺类，高危行业有生产萘胺、联苯胺和对氨基联苯的化工行业。

（4）苯所致白血病。苯引起白血病多见于长期、高浓度接触苯作业者。接触苯后白血病发病最短者为 4 个月，长者可达 23 年，个别劳动者停止接触多年仍可发生苯中毒所致造血异常。

（5）氯乙烯所致肝血管肉瘤。肝血管肉瘤又称肝血管内皮瘤，是一种极其罕见又很难诊断的高度恶性肝肿瘤，在一般人群中只占原发性肝肿瘤的2%。职业性肝血管肉瘤主要与接触氯乙烯有关，多见于接触高浓度氯乙烯的清釜工，潜伏期为10~35年。

（6）职业性放射性肿瘤。职业性放射性肿瘤是指接受电离辐射照射后发生的，并与所受照射具有一定程度流行病学病因联系的恶性肿瘤。职业性放射性肿瘤可因工作中意外性受照，也可因医疗或其他情况的意外性受照或职业性照射而发生。职业性照射群体包括早年从事放射线工作的医师和技师、铀矿工、核工业和核试验事故的受照者、表盘描绘工等。

159. 职业性肿瘤的预防原则是什么？

职业性肿瘤属于职业病的范畴，病因明确，是一类人为的疾病，可以预防和控制。职业性肿瘤应按照三级预防原则加以预防和控制，以保护职业人群的健康。

（1）三级预防的原则要求如下：

1）一级预防，防止职业性肿瘤的发生。应针对职业性致癌因素采取相应的措施，或将其危险度控制在最低水平，是降低职业性肿瘤发病的重要手段。具体包括：①建立致癌物管理登记制度；②定期监测环境中致癌物浓度，将其控制在国家规定的阈值以下；③改革工艺流程，采取卫生技术措施，提倡无毒替代有毒、低毒替代高毒等。

2）二级预防，防止职业性肿瘤的发展。应建立和健全职业健康监护制度，定期体检，早期发现，及时诊断治疗。

3）三级预防，防止职业性肿瘤的病情恶化和残疾。重点是积极合理地进行临床治疗和康复治疗，减缓肿瘤的进展，促进功能恢复。

（2）职业性肿瘤的化学预防。肿瘤化学预防是指用化学物质预防肿瘤发生，或诱导肿瘤细胞分化逆转、凋亡，从而达到预防恶性肿瘤的目的。目前公认的肿瘤化学预防最好的办法是抑制癌前病变演变成肿瘤或使其逆转成正常细胞。

160. 什么是生物性危害因素？

生产原料和生产环境中存在的对职业人群健康有害的致病微生物、寄生虫、昆虫和其他动植物及其所产生的生物活性物质统称为生物性有害因素，如炭疽芽孢杆菌、布鲁氏菌、森林脑炎病毒等。

185

161. 什么是职业性炭疽？

炭疽是由炭疽芽孢杆菌引起的一种人畜共患急性传染病，是《中华人民共和国传染病防治法》规定的乙类传染病，其中肺炭疽按照甲类传染病管理。主要临床类型为皮肤炭疽，少数为肺炭疽和肠炭疽，可以继发败血症及脑膜炎。皮肤炭疽病死率较低，其他各型炭疽的病死率均较高。劳动者在生产劳动及各种职业活动中，因接触患炭疽的牲畜或被炭疽芽孢杆菌污染的皮、毛、肉等而发生的炭疽称为职业性炭疽。

（1）炭疽预防原则如下：

1）严格管理传染源。皮肤炭疽按乙类传染病管理，肺炭疽按甲类传染病管理。患者均应严密隔离治疗至痊愈，其分泌物和排泄物以及医疗废弃物等均要彻底消毒，密切接触者要医学观察 14 天。对疫点（疫区）食草动物进行减毒疫苗接种、检疫，对病畜进行治疗和焚烧深埋等处理。对疫点（疫区）环境也要进行消毒处置。

2）切断传播途径。对接触可疑污染物的人群要加强劳动保护，染菌的皮毛可用甲醛消毒处置。牲畜收购、调运、屠宰加工要有兽医检疫。防止水源污染，加强饮食、饮水及乳制品和肉制品的监督。

3）保护易感人群。对职业人群（从事畜牧业、畜产品收购和加工、屠宰业、兽医等工作人员）和疫区人群每年接种炭疽杆菌减毒活疫苗1次。暴发疫情时可进行应急接种。流行地区宜对动物进行预防接种。

（2）职业健康监护要求如下：

1）职业禁忌证：泛发慢性湿疹、泛发慢性皮炎。

2）在岗期间职业健康检查周期（推荐性）：2年。

162. 什么是职业性布鲁氏菌病？

布鲁氏菌病是布鲁氏菌所致的一种人畜共患的急性传染病（乙类），属于变态反应性疾病，是我国法定职业病之一。

（1）布鲁氏菌病的预防原则如下：

1）控制传染源。①隔离治疗：对疫区内接触家畜及畜产品的人员进行血清学及皮肤过敏试验，查明人群感染情况。凡确诊的患者，均应进行系统治疗。急性期应住院隔离治疗至症状消失，血培养阴性为止。②畜间检疫，宰杀病畜：用血清学方法对疫区内全部羊、牛和猪进行检疫，1个月后复检一次。凡检出阳性的家畜，均应立即屠宰或隔离饲养。至少在1年内停止向外调运牛、羊、猪。引进的家畜也应进行检疫，以防输入型布鲁氏菌病的发生。

2）切断传播途径。被病畜及其排泄物、分泌物等污染的场地、用具、圈舍及尚未食用的奶制品均应进行消毒处理。严防含菌污水、粪便污染食物、水源。禁止销售及食用病畜肉、乳。疫区皮毛经检疫合格方可出售。

3）保护易感人群及家畜。增强免疫力，给疫区人群、畜群接种菌苗。经两次检疫呈阴性反应的家畜，以及疫区周围村受危害的畜群，应连续 3 年以畜用菌苗进行免疫，每年免疫覆盖率应不低于90%。

4）加强卫生宣传，提高自我预防保健意识。尤其牧民、饲养工、挤奶工、屠宰工、皮毛处理工等易感职业人群应加强个体防护，尽可能避免皮肤直接接触病畜及其污染物，严防赤手接羔助产。使用过的劳动防护用品应严格消毒处理。

（2）职业健康监护要求如下：

1）职业禁忌证：慢性肝病、骨关节疾病、生殖系统疾病。

2）在岗期间职业健康检查周期：1 年。

163. 什么是职业性森林脑炎?

职业性森林脑炎是指劳动者在森林地区的职业活动中，因被蜱叮咬而感染的中枢神经系统的急性病毒性传染病，具有明显地区性和季节性。其病原体为森林脑炎病毒，也称森脑病毒。

（1）森林脑炎的预防原则如下：

1）预防接种。进入疫区的工作人员应每年接种森林脑炎灭活疫苗。

2）做好个人防护。进入林区工作时，穿"五紧"工作服及高筒靴，头戴防虫帽。

3）工作场所周围环境防护。清除路边杂草，减少来往人、兽受蜱侵袭的机会；加强防鼠、灭鼠、灭蜱工作。

4）做好治疗药品应急准备。被蜱叮咬后应及时到医院就诊、清除残留物，早期行对症和支持治疗。

（2）职业健康监护要求如下：

1）职业禁忌证：中枢神经系统器质性疾病。

2）在岗期间职业健康检查周期：1 年。

164. 什么是职业性莱姆病?

职业性莱姆病是劳动者在林区、野外职业活动中，因被蜱等吸血节肢动物叮咬感染伯氏疏螺旋体引起的慢性自然疫源性疾病。

（1）莱姆病的预防原则。预防措施主要是做好个人防护，具体如下：

1）穿防护服。穿紧口鞋和浅色衣服，将长裤口扎起，上衣下摆扎起并束紧腰带。

2）涂趋避剂。避蚊胺和避蚊酮对蜱有很好的驱避效果，其软膏或乳剂可直接涂抹于皮肤，也可用来喷洒和浸泡衣服，干后穿用。

3）检查衣服。在有蜱地区作业、劳动时，应随时搜查附着于衣服和身体上的蜱，离开后再检查一次，及时清除，有效降低发病率。

4）治理环境。开展疫源地调查，搞好自然疫源地周边的环境治理，进行局部灭蜱工作。

（2）职业健康监护要求如下：

1）职业禁忌证：中枢神经系统器质性疾病。

2）在岗期间职业健康检查周期：1 年。

165. 金属烟热是什么病?

金属烟热是因吸入新生的金属氧化物烟所引起的以典型性骤起体温升高和血液白细胞数增多等为主要表现的全身性疾病。

（1）接触机会：锌冶炼、镀锌、喷锌、锌焊等锌作业，以及铜、银、铁、镉、铅、砷等矿物的冶炼和铸造过程中均可产生金属氧化物烟。

（2）职业接触限值如下：

1）氧化镁烟：PC-TWA 为 10 mg/m^3。

2）氧化锌：PC-TWA 为 3 mg/m^3，PC-STEL 为 5 mg/m^3。

3）铜烟：PC-TWA 为 0.2 mg/m^3。

166. 什么是井下工人滑囊炎？

井下工人滑囊炎是指井下工人在特殊的劳动条件下致使滑囊急性外伤，或长期摩擦、受压等机械因素所引起的无菌性炎症改变。

滑囊是人体摩擦频繁或压力较大处的一种缓冲结构，其外层为纤维结缔组织，内层为滑膜，平时囊内有少量滑液，以利滑动。井下工人滑囊炎多数与长期反复摩擦、刺激有关，好发部位与井下作业姿势关系密切。长期爬行、蹲、跪、侧卧和肩扛等作业的井下工人，滑囊炎多发于膝、肘、肩关节等处长期受机械摩擦和受压的部位。在跪和爬行时，膝关节较易受累，髌前滑囊炎多见；在侧卧和爬行时，膝、肘关节较易受累，膝外侧滑囊炎和鹰嘴滑囊炎多见；在肩扛时，肩关节较易受累，肩峰下滑囊炎多见。

（1）职业禁忌证：类风湿病、结核病、骨关节损伤。

（2）在岗期间职业健康检查周期：1 年。

167. 什么是股静脉血栓综合征、股动脉闭塞症或淋巴管闭塞症？

股静脉血栓综合征、股动脉闭塞症或淋巴管闭塞症均为刮研作业导致的法定职业病。刮研是指用带柄刮刀以人工方法修整工件表面形状、粗糙度的作业，在机床生产、精密加工和维修中具有不可代替的

189

位置。

（1）职业禁忌证：下肢慢性静脉功能不全、下肢动脉硬化闭塞症（Fontaine 分期Ⅱa 期及以上①）、下肢淋巴水肿。

（2）在岗期间职业健康检查周期：2 年。

---

① 指因下肢动脉硬化闭塞症导致间歇性跛行期，其绝对跛行距离大于 200 m。

劳动防护用品及其使用

168. 什么是劳动防护用品?

劳动防护用品是指在劳动过程中使用的,用于防御物理性、化学性和生物性有害因素,以使劳动者免遭或者减轻事故伤害及职业病危害的各种物品的总称。

劳动防护用品是在无法消除各种危险、有害因素的情况下,为保障劳动者的安全与健康所设置的最后一道防线,是保障劳动者安全与健康的辅助性、预防性措施。在充分采取工程技术措施和管理措施后,工作场所仍然存在职业病危害的,应采取配备劳动防护用品这一补救性措施。

169. 劳动防护用品是怎么分类的?

《个体防护装备配备规范 第 1 部分:总则》(GB 39800.1—2020)将常用劳动防护用品分为以下 9 类:

(1)头部防护用品,包括安全帽、防静电工作帽等。

(2)眼面防护用品,包括焊接眼护具、激光防护镜、强光源防护镜、职业眼面部防护具等。

(3)听力防护用品,包括耳塞、耳罩等。

（4）呼吸防护用品，包括长管呼吸器、动力送风过滤式呼吸器、自给闭路式压缩氧气呼吸器、自给闭路式氧气逃生呼吸器、自给开路式压缩空气呼吸器、自吸过滤式防毒面具、自给开路式压缩空气逃生呼吸器、自吸过滤式防颗粒物呼吸器（防尘口罩）等。

（5）防护服装，包括防电弧服、防静电服、职业用防雨服、高可视性警示服、隔热服、焊接服、化学防护服、抗油易去污防静电防护服、冷环境防护服、熔融金属飞溅防护服、微波辐射防护服和阻燃服等。

（6）手部防护用品，包括带电作业用绝缘手套、防寒手套、防化学品手套、防静电手套、防热伤害手套、电离辐射及放射污染物防护手套、焊工防护手套、机械危害防护手套等。

（7）足部防护用品，包括安全鞋、防化学品鞋等。

（8）坠落防护用品，包含安全带、安全绳、安全网、缓冲器等。

（9）其他防护用品。

170. 头部防护用品的作用有哪些?

头部防护用品是为防御头部不受外来物体打击和其他因素危害而配备的劳动防护用品。按防护功能，头部防护用品分为一般防护帽、防尘帽、防水帽、防寒帽、安全帽、防静电工作帽、防高温帽、防电磁辐射帽、防昆虫帽9类产品。

（1）安全帽。安全帽用于防护头部因坠落物及其他特定因素引起的伤害，还可包含防静电、阻燃、电绝缘、侧向刚性、耐低温等一种或几种特殊功能。安全帽应符合《头部防护　安全帽》（GB 2811—2019）的规定。

（2）防静电工作帽。防静电工作帽以防静电织物为主要原料，用于防止帽体上的静电荷积聚，一般用于电子、石油、天然气、煤矿等静电敏感区域或火灾爆炸危险场所。防静电工作帽应符合《防静电工作帽》（GB/T 31421—2015）的规定。

171. 防护眼镜、防护眼罩和防护面罩的作用有哪些?

眼面防护用品是预防烟雾、尘粒、金属火花和飞屑、热、电磁辐射、激光、化学飞溅物等伤害眼睛或面部的劳动防护用品，按功能可分为防尘、防水、防冲击、防高温、防电磁辐射、防射线、防化学飞溅、防风沙、防强光9类。

我国安全生产使用的眼面防护用品主要有3类，即焊接护目镜和面罩、炉窑护目镜和面罩以及防冲击眼防具。按结构和样式，《个人用眼护具技术要求》（GB 14866—2006）、《个体防护装备 眼面部防护 职业眼面部防护具 第1部分：要求》（GB 32166.1—2016）将职业眼面部防护具分为眼镜、眼罩和面罩3类。

防护眼镜可提供抗冲击防护，某些特殊镜片还可用于有害光的防护，但不能用于化学品飞溅或液滴的防护。

防护眼罩贴合面部，为眼部提供一个相对密封的空间，用于防护液体化学品飞溅、粉尘和冲击等危害。不同类型的防护眼罩具有不同的防护功能，具体可以参考防护眼罩的检测和认证信息。防护眼罩也有"一镜两用"的样式，可与处方眼镜（近视镜、老花镜等）配合使用。

防护面罩通常与防护眼镜或防护眼罩一起使用，用来保护使用者整个面部，防护冲击、液体飞溅等危害。某些特殊的面罩还可防护有害光辐射，适用于打磨、切割、浇铸等作业。面罩不建议单独使用。

172. 听力防护用品的作用有哪些?

听力防护用品可防止过量的声音侵入外耳道，使人耳避免噪声的过度刺激，减小听力损失，预防噪声对人身产生不良影响。

听力防护用品最常见的有两类：耳塞和耳罩。其中，耳塞包括反复使用和丢弃式两种。听力防护用品应具备以下特点：①与耳部的密合性好；②能有效地过滤噪声；③佩戴时感觉舒适；④使用起来简便；⑤与其他防护用品，如安全帽、口罩、头盔等能良好地配合使用。

对用人单位来讲，应对工作场所进行噪声监测，制订听力保护计划，开展上岗前和在岗期间定期职业健康检查（听力测试与评定），采取工程控制措施，针对听力防护用品的使用要求对劳动者进行培训，并长期保存工作记录等。

173. 呼吸防护用品的作用有哪些?

呼吸防护用品是为防御有害气体、蒸气、粉尘、烟雾从呼吸道进入，或直接向使用者提供氧气或清净空气，保障尘、毒污染或缺氧环境中作业人员正常呼吸的防护用品。

呼吸防护用品种类众多，不同的呼吸防护用品有不同的适用范围和局限性，在选择和使用时均应该符合实际的环境状况、作业状况和危害状况。根据结构和作用原理，呼吸防护用品可分为过滤式和隔绝式两大类。

（1）过滤式呼吸防护用品。过滤式呼吸防护用品是使用特定滤材去除空气中的有害物质，从而使使用者吸入经过滤后的安全清洁空气。过滤式呼吸防护用品包括自给过滤式防颗粒物呼吸器（防尘口罩）、动力送风过滤式呼吸器、自吸过滤式防毒面具等。这一类呼吸器不适用于缺氧环境。

1）防尘口罩使用滤棉作为滤材，可以防护粉尘、烟或雾等颗粒物，但不适用于防护有毒、有害的气体，应符合《呼吸防护 自吸过滤式防颗粒物呼吸器》（GB 2626—2019）的规定。

2）自吸过滤式防毒面具和动力送风过滤式呼吸器通过搭配不同的滤毒盒，可以起到防护不同有毒、有害气体、蒸气的作用，但是只使用滤毒盒无法有效防护颗粒物，应符合《呼吸防护 自吸过滤式防毒面具》（GB 2890—2022）[①]的规定。《呼吸防护 自吸过滤式防毒面具》（GB 2890—2022）规定了过滤元件的标色（见表7-1），在使用中还应注意其防护时间。

如果搭配不同的滤毒盒及滤棉，可以防护不同的有毒、有害气体、蒸气及颗粒物。

表7-1　　　　　　　　过滤元件的标色及防护时间

过滤元件类型	标色	防护对象举例	防护时间/min		
			3级	2级	1级
A	褐	苯、苯胺类、四氯化碳、硝基苯、环乙烷	≥105	≥60	≥60
B	灰	氯化氢、氰化氢、氯气	≥50	≥23	≥22
E	黄	二氧化硫	≥30	≥23	≥25
K	绿	氨	≥55	≥25	≥25
CO	白	一氧化碳	≥100	≥27	≥20
Hg	红	汞	≥4 800	≥3 000	≥2 000
H₂S	蓝	硫化氢	≥110	≥35	≥35

注：除上述类型外，过滤元件还包括 AX 型（标色为褐色，防护时间≥50 min）、SX型（标色为紫色，防护时间≥20 min）。

———————

① 该标准于2024年1月1日起实施。

（2）隔绝式呼吸防护用品。使用者呼吸依靠的是由本身携带的气瓶或者导气管提供的洁净气源。隔绝式呼吸防护用品分为供气式和携气式两类。供气式是通过导气管引入作业环境外的清洁空气。携气式是使用者携带空气瓶、氧气瓶或生氧器等作为气源。

174. 防护服装的作用有哪些?

防护服装包括防电弧服、防静电服、职业用防雨服、高可视警示服、隔热服、焊接服、化学防护服、抗油易去污防静电防护服、冷环境防护服、熔融金属飞溅防护服、微波辐射防护服和阻燃服等。例如，高可视警示服利用荧光材料和反光材料进行特殊设计制作，用于提高穿着者的可视性，起到警示作用，让车辆驾驶员或设备操作员及时发现高可视警示服穿着者，减少事故的发生。化学防护服用于防护化学物质对人体的伤害，根据防护对象和整体防护性能又可以分为多个分型，应根据危害评估选择适用的化学防护服分型和性能等级，具体可参考《防护服装　化学防护服的选择、使用和维护》（GB/T 24536—2009）。

175. 手部防护用品的作用有哪些?

保护手和手臂，供劳动者劳动时戴用的手套称为手部防护用品，又称为劳动防护手套。手部防护用品按功能可分为一般防护手套、防水手套、防寒手套、防毒手套、防静电手套、防高温手套、防 X 射线手套、防酸碱手套、防油手套、防切割手套、绝缘手套 11 类，具体可参考《手部防护　防护手套的选择、使用和维护指南》（GB/T 29512—2013）。

176. 足部防护用品的作用有哪些?

足部防护用品是防止生产过程中有害物质和能量危害劳动者足部

的护具，又称为劳动防护鞋。足部防护用品按功能分为防尘鞋、防水鞋、防寒鞋、防冲击鞋、防静电鞋、防酸碱鞋、防油鞋、防烫脚鞋、防滑鞋、防刺穿鞋、电绝缘鞋、防震鞋13类。

安全鞋是用于保护穿着者足部免受危险因素或意外事故伤害，以及防止其他安全事故发生的个人防护装备。根据需要，安全鞋具有防砸、防刺穿、防静电、绝缘、防热伤害、防寒、防水、防滑等一项或多项防护功能。安全鞋应符合《足部防护 安全鞋》（GB 21148—2020）的规定。

177. 接触粉尘及有毒、有害物质的劳动者应如何配备劳动防护用品？

接触粉尘及有毒、有害物质的劳动者应当根据不同粉尘种类、粉尘浓度及游离二氧化硅含量和毒物的种类及浓度配备合适的呼吸器、防护服、防护手套、防护鞋等，具体可参照国家标准《个体防护装备配备规范 第1部分：总则》（GB 39800.1—2020）及相关行业标准、《呼吸防护用品的选择、使用与维护》（GB/T 18664—2002）、《防护服装 化学防护服的选择、使用和维护》（GB/T 24536—2009）、《护听器的选择指南》（GB/T 23466—2009）、《头部防护 安全帽选用规范》（GB/T 30041—2013）、《手部防护 防护手套的选择、使用和维护指南》（GB/T 29512—2013）、《个体防护装备 足部防护鞋（靴）的选择、使用和维护指南》（GB/T 28409—2012）、《坠落防护装备安全使用规范》（GB/T 23468—2009）等。

在选择呼吸防护用品时，应考虑以下几点：

（1）确认好有害环境是 IDLH（立即威胁生命和健康浓度）环境，还是非 IDLH 环境。用于 IDLH 环境的呼吸防护用品有特殊规定。

对于非 IDLH 环境，应选择指定防护因数（APF）大于危害因数（HF）的呼吸防护用品类型。各类呼吸防护用品的指定防护因数见《呼吸防护用品的选择、使用与维护》（GB/T 18664—2002）。

（2）应根据空气污染物的种类选择隔绝式呼吸器或者过滤式呼吸器。呼吸防护用品的选用见表 7-2。

表 7-2 呼吸防护用品的选用

有害环境分类	危害因素分类		要求
IDLH 环境	有害环境性质未知		IDLH 环境应选择的呼吸防护用品：①配全面罩的正压式 SCBA（携气式呼吸器）②在配备适合的辅助逃生型呼吸防护装备前提下，选择配全面罩或送气头罩的正压供气式呼吸防护装备
	缺氧（作业场所空气中的氧气体积分数低于 19.5% 的状态）或者无法确定是否缺氧		
	空气污染物浓度未知		
	空气污染物浓度达到或超过 IDLH［见《呼吸防护用品的选择、使用与维护》（GB/T 18664—2002）附录 B］		
非 IDLH 环境	颗粒物	一般粉尘，如煤尘、水泥尘、木粉尘、云母尘、滑石粉尘及其他粉尘	如果选择过滤式呼吸器，过滤效率至少应满足《呼吸防护 自吸过滤式防颗粒物呼吸器》（GB 2626—2019）规定的 KN90 级别的防颗粒物呼吸器
		石棉	可更换式防颗粒物半面罩或全面罩，过滤效率至少满足《呼吸防护 自吸过滤式防颗粒物呼吸器》（GB 2626—2019）规定的 KN95 级别的防颗粒物呼吸器
		矽尘、重金属粉尘（如铅尘、镉尘）、烟（如焊接烟、铸造烟）	如果选择过滤式呼吸器，过滤效率至少满足《呼吸防护 自吸过滤式防颗粒物呼吸器》（GB 2626—2019）规定的 KN95 级别的防颗粒物呼吸器

有害环境分类	危害因素分类		要求
非 IDLH 环境	颗粒物	放射性颗粒物	如果选择过滤式呼吸器，过滤效率至少满足《呼吸防护　自吸过滤防颗粒物呼吸器》（GB 2626—2019）规定的 KN100 级别的防颗粒物呼吸器
		致癌性油性颗粒物（如焦炉烟、沥青烟等）	如果选择过滤式呼吸器，过滤效率至少满足《呼吸防护　自吸过滤防颗粒物呼吸器》（GB 2626—2019）规定的 KP95 级别的防颗粒物呼吸器
	有毒、有害的气体或蒸气	有毒气体/蒸气	如果使用过滤式呼吸器，应根据具体的有毒气体/蒸气选择适用的防有毒气体或蒸气的过滤元件类型（A、B、E、K 等类型），同时应根据呼吸防护装备制造商提供的使用说明选择
		颗粒物、有毒气体/蒸气同时存在	如果选择过滤式呼吸器，应使用可以同时防护现场具体颗粒物和有毒气体/蒸气的综合过滤元件（同时包含滤棉和滤毒盒）

199

（3）根据作业状况选择。例如，若空气污染物同时刺激眼睛或皮肤，或可经皮肤吸收，或对皮肤有腐蚀性，应选择全面罩，并采取防护措施保护其他裸露皮肤。选择的呼吸防护用品应与其他劳动防护用品相兼容，如考虑与头盔、安全眼镜等的兼容性。

（4）根据具体作业人员选择。要注意作业人员的头面部特征，如果用人单位向作业人员提供密合型面罩（半面罩、全面罩），应进行呼吸器适合性检验，帮助作业人员选择适合的面罩。适合性检验应在首次使用或者更换不同型号的面罩时进行。适合性检验应至少每年进行一次，或者在作业人员面部特征发生影响面罩密合的变化时重新进行。还应考虑作业人员的面部特征，若面部疤痕、凹陷的太阳穴、非常突出的颧骨、皮肤褶皱、鼻畸形等影响面部与密合型面罩的密合时，不应使用防尘面罩，可选择与面部特征无关的开放式头罩或送气头罩搭配长管呼吸器或动力送风过滤式呼吸器。另外，应该关注作业人员的舒适性、视力矫正需求，以及评估作业人员使用呼吸防护用品的身体和心理状况，并根据其身体和心理状况，选择相应的呼吸防护用品。

178. 接触高毒物品的劳动者应如何配备劳动防护用品？

接触高毒物品（如有致癌性、生殖毒性或者高急性毒性的物质）的劳动者在配备劳动防护用品时，应做好作业场所的危害辨识和危害评估，根据辨识和评估结果，结合防护部位、防护功能、适用范围，以及作业环境、作业状况、劳动者的适应性等因素，选择合适的劳动防护用品。许多化学物质除通过吸入接触外，还可通过皮肤吸收、黏膜和眼睛直接接触以及经口摄入等方式造成危害。因此，应充分考虑这一因素并且有针对性地选择劳动防护用品，确保有效防止有害因素可能引起的健康危害。高毒物品种类可查询《高毒物品目录》（卫法监发〔2003〕142 号，见表 7-3），并参考已公布的对人致癌物质等相关资料。

IARC 将潜在化学致癌性物质分为对人致癌（G1）、对人可能致癌（G2A）、对人可疑致癌（G2B）、尚不能分类为对人致癌（G3）和可能对人无致癌性（G4）。

《工作场所有害因素职业接触限值　第 1 部分：化学有害因素》（GBZ 2.1—2019）在备注栏内标注了致癌性分级标识 G1、G2A、

G2B。对于标有致癌性分级标识以及有可能损伤基因的化学物质，应采取最先进的技术措施与个人防护措施，以减少接触机会，尽可能保持最低的接触水平。《工作场所有害因素职业接触限值 第1部分：化学有害因素》（GBZ 2.1—2019）规定的对人致癌物质见表7-4。

表7-3 高毒物品目录

序号	毒物名称	别名	MAC/（mg/m³）	PC-TWA/（mg/m³）	PC-STEL/（mg/m³）	备注
1	N-甲基苯胺		—	2	5	—
2	N-异丙基苯胺		—	10	25	—
3	氨	阿摩尼亚	—	20	30	—
4	苯		—	6	10	皮，G1
5	苯胺		—	3	—	皮
6	丙烯酰胺		—	0.3	—	皮，G2A
7	丙烯腈		—	1	2	皮，G2B
8	对硝基苯胺		—	3	—	皮
9	对硝基氯苯/二硝基氯苯		—	0.6	—	皮
10	二苯胺		—	10	—	—
11	二甲基苯胺		—	5	10	皮
12	二硫化碳		—	5	10	皮
13	二氯代乙炔		0.4	—	—	—
14	二硝基苯（全部异构体）		—	1	2.5	皮
15	二硝基（甲）苯		—	0.2	—	G2B，皮
16	二氧化（一）氮		—	5	10	—
17	甲苯-2，4-二异氰酸酯（TDI）		—	0.1	0.2	敏
18	氟化氢	氢氟酸	2	—	—	—
19	氟及其化合物（不含氟化氢）		—	2	—	—

续表

序号	毒物名称	别名	MAC/ （mg/m³）	PC-TWA/ （mg/m³）	PC-STEL/ （mg/m³）	备注
20	镉及其化合物		—	0.01	0.02	G1
21	铬及其化合物		0.05	0.15	—	—
22	汞	水银	—	0.02	0.04	皮
23	碳酰氯	光气	0.5	—	—	—
24	黄磷		—	0.05	0.1	—
25	甲（基）肼		0.08	—	—	皮
26	甲醛	福尔马林	0.5	—	—	敏，G1
27	焦炉逸散物		—	0.1	—	G1
28	肼、联氨		—	0.06	0.13	皮，G2A
29	可溶性镍化物		—	0.5	1.5	—
30	磷化氢、膦		0.3	—	—	—
31	硫化氢		10	—	—	—
32	硫酸二甲酯		—	0.5	—	皮，G2A
33	氯化汞	升汞	—	0.025	—	—
34	氯化萘		—	0.5	1.5	—
35	氯甲基醚		0.005	—	—	G1
36	氯、氯气		1	—	—	—
37	氯乙烯、乙烯基氯		—	10	—	G1
38	锰化合物（锰尘、锰烟）		—	0.15	—	—
39	镍与难溶性镍化物		—	1	—	G2B
40	铍及其化合物		—	0.000 5	0.001	皮，G1
41	偏二甲基肼		—	0.5	—	皮，G2B
42	铅：尘/烟		0.05 （铅尘） 0.03 （铅烟）	— —	— —	G2B （铅）， G2A（铅 的无机 化合物）

续表

序号	毒物名称	别名	MAC/ （mg/m³）	PC-TWA/ （mg/m³）	PC-STEL/ （mg/m³）	备注
43	氰化氢（按CN计）		1	—	—	皮
44	氰化物（按CN计）		1	—	—	皮
45	三硝基甲苯	TNT	—	0.2	0.5	皮
46	砷化（三）氢、胂		0.03	—	—	—
47	砷及其无机化合物		—	0.01	0.02	G1
48	石棉粉尘/纤维		—	0.8 （粉尘）	1.5 （粉尘）	G1
			—	0.8 根/毫升 （纤维）	1.5 根/毫升 （纤维）	
49	铊及其可溶化合物		—	0.05	0.1	皮
50	（四）羰基镍		0.002	—	—	G1
51	锑及其化合物		—	0.5	1.5	—
52	五氧化二钒烟尘		—	0.05	0.15	—
53	硝基苯		—	2	—	皮，G2B
54	一氧化碳（非高原）		—	20	30	—

表7-4　《工作场所有害因素职业接触限值　第1部分：化学有害因素》（GBZ 2.1—2019）规定的对人致癌物质

序号	毒物名称	MAC/（mg/m³）	PC-TWA/（mg/m³）
1	苯	—	6
2	1,3-丁二烯	—	5
3	二噁英类化合物	—	30 pg TEQ/m³ （指在一立方米空气中， 二噁英的毒性当量有 30 pg或0.03 ng）
4	1,2-二氯丙烷	—	350

续表

序号	毒物名称	MAC/（mg/m³）	PC-TWA/（mg/m³）
5	镉及其化合物（按 Cd 计）	—	0.01
6	环氧乙烷	—	2
7	N-甲基苯胺、邻甲苯胺	—	2
8	甲醛	0.5	—
9	焦炉逸散物（按苯溶物计）	—	0.1
10	硫酸及三氧化硫	—	1
11	γ-六六六（γ-六氯环己烷）	—	0.05
12	氯甲醚	0.005	—
13	氯乙烯	—	10
14	煤焦油沥青挥发物（按苯溶物计）	—	0.2
15	镍与难溶性镍化合物	—	1
16	可溶性镍化合物	—	0.5
17	铍及其化合物（按 Be 计）	—	0.000 5
18	三氯乙烯	—	30
19	三氧化铬、铬酸盐、重铬酸盐（按 Cr 计）	—	0.05
20	砷化氢（胂）	0.03	—
21	砷及其无机化合物（按 As 计）	—	0.01
22	双氯甲醚	0.005	—
23	羰基镍（按 Ni 计）	0.002	—
24	沸石粉尘	—	5（总尘）
25	木粉尘（硬）	—	3（总尘）

续表

序号	毒物名称	MAC/（mg/m³）	PC-TWA/（mg/m³）
26	石棉粉尘	—	0.8（总尘）
27	石棉纤维	—	0.8 根/毫升（总尘）
28	矽尘（结晶型，10%≤游离 SiO₂ 质量分数≤50%）	—	1（总尘）、0.7（呼尘）
29	矽尘（结晶型，50%＜游离 SiO₂ 质量分数≤80%）	—	0.7（总尘）、0.3（呼尘）
30	矽尘（结晶型，游离 SiO₂ 质量分数>80%）	—	0.5（总尘）、0.2（呼尘）

205

179. 呼吸防护用品的分类和配备标准有哪些？

依据《个体防护装备配备规范　第 1 部分：总则》（GB 39800.1—2020）及相应分则要求，并参考其他相关资料，呼吸防护用品的分类和配备标准见表 7-5。

表 7-5　　　　呼吸防护用品的分类和配备标准

呼吸防护用品名称		产品标准	特点	参考适用范围
过滤式呼吸器	自吸过滤式防颗粒物呼吸器	《呼吸防护　自吸过滤式防颗粒物呼吸器》（GB 2626—2019）	又称防尘口罩，靠佩戴者呼吸克服部件气流阻力，防御颗粒物的伤害	适用于存在颗粒物空气污染的环境，不适用于防护有害气体或蒸气。KN 适用于非油性颗粒物，KP 适用于油性和非油性颗粒物。适用浓度范围见《呼吸防护用品的选择、使用与维护》（GB/T 18664—2002）

续表

呼吸防护用品名称		产品标准	特点	参考适用范围
过滤式呼吸器	自吸过滤式防毒面具	《呼吸防护 自吸过滤式防毒面具》（GB 2890—2022）	靠佩戴者呼吸克服部件阻力，防御有毒、有害气体或蒸气、颗粒物等对呼吸系统或眼面部的伤害	适合有毒气体或蒸气的防护，适用浓度范围见《呼吸防护用品的选择、使用与维护》（GB/T 18664—2002）
	动力送风过滤式呼吸器	《呼吸防护 动力送风过滤式呼吸器》（GB 30864—2014）	靠电动风机提供气流克服部件阻力，防御有毒、有害气体或蒸气、颗粒物等对呼吸系统或眼面部的伤害	适用于存在有毒气体、蒸气和（或）颗粒物的作业场所。不适用于燃烧、爆炸和缺氧环境及逃生使用。适用浓度范围参见《呼吸防护用品的选择、使用与维护》（GB/T 18664—2002）
隔绝式呼吸器	长管呼吸器	《呼吸防护 长管呼吸器》（GB 6220—2009）	使佩戴者的呼吸器官与周围空气隔绝，通过长管输送清洁空气，其进风口必须放置在有害作业环境外	适用于存在各类颗粒物和有毒、有害气体环境的作业场所。不适用于消防和救援用。适用浓度范围参见《呼吸防护用品的选择、使用与维护》（GB/T 18664—2002）
	自给闭路式压缩氧气呼吸器	《自给闭路式压缩氧气呼吸器》（GB 23394—2009）	利用面罩使佩戴者的呼吸器官与外界有害环境空气隔离，依靠呼吸器本身携带的压缩氧或压缩氧氮混合气作为呼吸气源，吸收呼出的二氧化碳，补充氧气后再供佩戴者呼吸，形成完整的呼吸循环	适用于存在各类颗粒物和有毒、有害气体环境的作业场所。不适用于潜水和逃生用。适用浓度范围参见《呼吸防护用品的选择、使用与维护》（GB/T 18664—2002）

呼吸防护用品名称		产品标准	特点	参考适用范围
隔绝式呼吸器	自给闭路式氧气逃生呼吸器	《呼吸防护　自给闭路式氧气逃生呼吸器》（GB/T 38228—2019）	将佩戴者的呼吸器官与大气环境隔绝，采用化学生氧剂或压缩氧气为供气源，并吸收呼出的二氧化碳，形成完整的呼吸循环，供佩戴者在缺氧或存在有毒、有害气体的环境下逃生使用	适用于作业场所发生意外事故时逃生使用。不适用于潜水作业逃生。适用浓度范围参见《呼吸防护用品的选择、使用与维护》（GB/T 18664—2002）
	自给开路式压缩空气呼吸器	《自给开路式压缩空气呼吸器》（GB/T 16556—2007）	面罩与佩戴者面部周边密合，使佩戴者呼吸器官、眼睛和面部与外界染毒空气或缺氧环境完全隔离，自带压缩空气源供给佩戴者呼吸所用的洁净空气，呼出的气体直接排入大气	适用于存在各类颗粒物和有毒、有害气体环境的作业场所。不适用于潜水和逃生。适用浓度范围参见《呼吸防护用品的选择、使用与维护》（GB/T 18664—2002）
	自给开路式压缩空气逃生呼吸器	《呼吸防护　自给开路式压缩空气逃生呼吸器》（GB 38451—2019）	具有自带的压缩空气源，能供给佩戴者呼吸用的洁净空气，呼出的气体直接排入大气，用于逃生	适用于作业场所发生意外事故时逃生使用。适用浓度范围参见《呼吸防护用品的选择、使用与维护》（GB/T 18664—2002）

207

180. 什么是防尘口罩？防尘口罩有哪些分类？

（1）防尘口罩。防尘口罩即《呼吸防护　自吸过滤式防颗粒物呼吸器》（GB 2626—2019）所规定的自吸过滤式防颗粒物呼吸器，分为随弃式和可更换式，是用于防止或减少空气中颗粒物进入人体呼吸器官的劳动防护用品。生产作业场所配备的防尘口罩，主要用于防止或减少生产环境中的粉尘、烟、雾以及微生物等颗粒物进入人体呼吸器官，从而保护人体安全与健康。

防尘口罩的过滤效率是指在规定检测条件下，过滤元件滤除颗粒物的水平。

防尘口罩具有使用和携带方便等特点，广泛应用于煤矿、非煤矿山、交通运输、装卸、建材、建筑、机械、铸造等有粉尘、烟雾环境的生产领域。

（2）防尘口罩分类如下：

1）防尘口罩按结构分为随弃式面罩、可更换式半面罩和全面罩3类。随弃式面罩主要是由滤料构成面罩主体的一种半面罩，可设呼气阀。随弃式面罩不能清洗再用，任何部件失效即应废弃。可更换式面罩指有单个或多个可更换过滤元件的密合型半面罩和全面罩。半面罩是能覆盖口和鼻，或覆盖口、鼻和下颌的密合型面罩。全面罩是能覆盖眼镜、口、鼻和下颌的密合型面罩。

2）防尘口罩按过滤元件过滤性能分为 KN 和 KP 两类。KN 类只适用于过滤非油性颗粒物，KP 类适用于过滤油性和非油性颗粒物。非油性颗粒物包括所有固态颗粒物、无油液态颗粒物和微生物。油性颗粒物包括油烟、油雾、沥青烟、焦炉烟、某些农药（油剂）喷雾、切削液雾和柴油机尾气中的颗粒物等。

181. 防尘口罩的使用注意事项有哪些?

（1）每次使用之前，必须检查防尘口罩，以确保其处于正常工作状态。如果发现损坏或部件失效，使用前必须进行更换。

（2）当面部胡须、毛发或其他情形影响面部与呼吸器密封垫之间密合时，不得使用。

（3）按照制造商说明进行佩戴。对于随弃式面罩，佩戴时注意调节鼻部的金属鼻夹，使面罩与鼻梁处贴合。

（4）每次佩戴后应进行气密性检查，若面部密合不良，应调整或重新佩戴。如果始终不能通过气密性检查，不得进入污染区域。可进行正压和/或负压气密性检查。可更换式面罩（面具）建议使用正压气密性检查方法。随弃式面罩（口罩）无呼气阀的，适用负压或正压气密性检查；有呼气阀的，仅适用负压气密性检查。随弃式面罩（头带式）的佩戴步骤如图 7-1 所示。

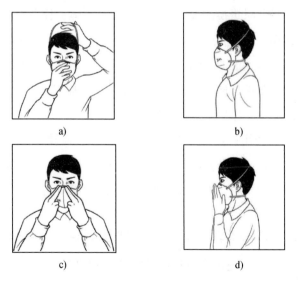

a)　　　　　　　　　　b)

c)　　　　　　　　　　d)

图 7-1　随弃式面罩（头带式）的佩戴步骤

a）分别佩戴上头带和下头带　b）上头带置于后脑较高位置，下头带置于颈后

c）双手按压鼻夹，使鼻夹与鼻梁完全贴合　d）进行佩戴气密性检查

182. 防尘口罩的保养注意事项有哪些?

过滤元件不能水洗，在清洗防尘口罩前应将过滤元件取下。对于宣称可清洗的过滤元件，制造商应提供清洗方法以及清洗后验证过滤元件有效性的方法，必须按照制造商提供的清洗方法进行清洗，在清洗后必须按照制造商提供的方法验证过滤元件是否仍旧有效。

防尘口罩保养注意事项有以下几点：

（1）随弃式面罩无须保养，当任何部件（如鼻夹、鼻夹垫等）出现破损、断裂和丢失，或卫生状况无法满足佩戴要求，或明显感觉呼吸阻力增加时，应直接废弃。

（2）对于可更换式面罩，在明显感觉呼吸阻力增加，或滤棉破损脏污时，应及时更换滤棉，定期清洗面罩主体，任意配件损坏应及时更换，如无法更换，应整体丢弃。

（3）可更换式面罩应定期清洗。清洗面罩时，应按使用说明书要求拆卸有关部件，使用软毛刷在温水中（可加入适量中性洗涤剂）清洗，清水冲洗干净后在清洁场所避日风干。

（4）若需使用广谱消毒剂消毒，如果存在需要预防微生物传播的情形，应先咨询呼吸防护用品制造商和卫生专家。应特别注意消毒剂制造商的使用说明，如稀释比例、温度和消毒时间等。

183. 自吸过滤式防毒呼吸用品使用注意事项有哪些?

（1）使用前应先对作业环境进行危害识别和评估，识别有害环境并判定危害程度。当无法判断有害环境，或者毒气浓度大于规定使用范围，或者空气中的氧体积分数低于 19.5%，或者过滤元件无法提供有效防护时，不能使用自吸过滤式防毒面具（或防毒口罩）。

（2）使用前应检查部件和结合部的气密性，若发生漏气，应查明原因。面罩只有在保持良好的气密状态时才能使用。

（3）检查各部件是否完好，头带是否完好无损，弹性是否良好，呼气阀和呼气阀座是否脏污、变形或破损。

（4）检查所有塑料组件有无破裂、老化等现象，过滤元件是否完好，连接处是否完好。过滤元件如果有密封垫圈，应确保位置正确且状态良好。

（5）检查完各部件后，应按照制造商说明正确佩戴，并在进入有害环境前，进行气密性检查。气密性检查应按照制造商说明进行，通常的检查方法是用手掌盖住呼气阀出气口位置并缓缓呼气，若面罩稍微鼓起并且面部和面罩之间没有空气漏出，说明密合良好。若感到有空气漏出，应重新检查和调整面罩，排除泄漏。如果始终无法排除泄漏，则不应使用该面罩进入有害环境。如果可能是面型和面罩不适合导致的泄漏，应进行呼吸器适合性检验，重新选择适合的面罩。

（6）严格遵守滤毒盒（罐）对有效使用时间的规定。在使用过程中，必须记录已使用的时间、毒物性质、浓度等。若记录卡片上的累计使用时间达到了滤毒盒（罐）规定的时间，应立即停止使用。如果未达到规定更换时间，但是使用中闻到或尝到污染物或异味，或感觉头晕、刺激和任何其他不适，应立即离开有害环境。

（7）在使用过程中，严禁随意拧开滤毒盒（罐）的盖子，并防止水或其他液体进入盒（罐）中。

（8）全面具的眼窗镜片，应防摩擦划痕，保持视物清晰。

（9）防毒呼吸用品应专人使用和保管，使用后应按照制造商说明进行清洗或其他维护保养。如果需要消毒，应严格遵守制造商的指导，使用规定的消毒产品，并特别注意消毒剂的使用说明，如稀释比例、温度和消毒时间等，以免使橡胶等部件发生变质受损。

184. 过滤式呼吸防护用品过滤元件如何更换？

（1）防尘过滤元件的更换。防尘过滤元件的使用寿命受颗粒物浓度、使用者呼吸频率、过滤元件规格及环境条件的影响。随颗粒物在过滤元件上的富集，呼吸阻力将逐渐增加以致不能使用。当下述情况出现时，应更换过滤元件：

1）使用自吸过滤式呼吸防护用品，感觉呼吸阻力明显增加时。

2）使用动力送风过滤式呼吸防护用品，确认电池电量正常，而送风量低于制造商规定的最低限值，或过滤元件负载指示报警时。

3）过滤元件破损时。如果使用随弃式口罩，任何部件损坏应整体更换。

4）制造商在使用说明中列出的其他需要更换的情况。

（2）防毒过滤元件的更换。防毒过滤元件的使用寿命受空气污染物种类及其浓度、使用者呼吸频率、环境温度、湿度条件等因素影响。一般按照下述方法确定防毒过滤元件的更换时间：

1）根据制造商提供的使用说明确定更换周期。

2）当使用者感觉到空气污染物味道或刺激性时，应立即更换。注意，利用空气污染物气味或刺激性判断过滤元件是否失效具有局限性，因为很多污染物没有明显味道或刺激性，即没有明显的警示性。

3）对于常规作业，建议根据经验、实验数据或其他客观方法，确定过滤元件更换时间表，定期更换。

4）打开包装后记录启用日期，每次使用后记录使用时间，帮助确定更换时间。

5）普通有机蒸气过滤元件可能无法对某些低沸点有机化合物

（沸点低于 65 ℃的有机化合物）进行有效防护，使用前应咨询制造商。

185. 目前常用的听力防护用品有哪些？各有什么特点？

长期在噪声环境中作业时，正确选择和使用听力防护用品能够帮助保护听觉，使人免受噪声过度刺激。

听力防护用品主要分为耳塞和耳罩。耳塞有着体积小、质量轻、不妨碍其他防护用品的优点，同时对低频噪声的防护效果较好，但是佩戴方法较为复杂，所选耳塞要适合佩戴者耳道且应正确佩戴，否则可能达不到应有的降噪效果。耳罩的佩戴方法比较简单，而且容易取得稳定的防护效果，但是体积较大，在热环境下可能会造成不适，而且可能会妨碍其他防护用品的佩戴。

186. 如何选用防噪声耳塞、耳罩？

耳塞是插入外耳道内或堵住外耳道入口的护听器，常用聚氨酯（PU）、聚氯乙烯（PVC）发泡材料、橡胶或硅胶等材料制成。耳罩是由压紧耳郭或围住耳郭四周的隔声罩杯和能使罩杯紧贴头部并固定的支架所组成的护听器，通常用塑料和泡棉等制成。

在选择护听器时，应保障佩戴者佩戴后既能够有效保护听力，又能使佩戴者接收必要的声音信号，不影响生产作业正常进行，同时应具有较好的佩戴舒适性。在选择护听器时，可以参考护听器包装或说明书上标识的 SNR（单值降噪量）值，并根据《护听器的选择指南》（GB/T 23466—2009）进行选择。如果现场噪声较高，需要耳塞和耳罩组合使用，则该组合的声衰减值不是耳塞和耳罩的 SNR 值相加，而是在降噪值较高护听器的 SNR 值上增加 5 dB。

护听器标称的 SNR 值是在实验室条件下测得的护听器理想降噪值，不代表佩戴者实际的佩戴效果。SNR 值越高，不代表护听器的降噪效果越好。因此，在选择护听器时，建议对佩戴者进行护听器适合性检验，以便选择适合的护听器。另外，建议作业现场提供 3 种以上护听器供试用和选择，在部分岗位可以考虑使用耳罩以取得更稳定的降噪效果。同时，佩戴者应该正确地佩戴护听器，并在噪声环境中全程佩戴。

187. 如何佩戴劳动防护用品？

劳动防护用品只有被正确使用才能发挥应有的防护效果。在使用劳动防护用品前，应认真阅读产品使用说明，仔细检查外观和状态是否正常完好，如果发现异常，应立刻停用，待进一步检查或维修确认没有问题后方可继续使用。不应随意改造劳动防护用品。如果超出使用期限或满足其他报废条件时，应及时报废。

（1）眼面防护用品包括眼镜、眼罩和面罩 3 种形式。佩戴防护眼镜时，应注意眼镜边缘与眼部一圈的空隙不要太大，以不超过 8 mm 为佳，同时应佩戴稳固、舒适。当用于防护化学液体飞溅时，应选择眼罩或面罩，不应使用眼镜。如果需要防护高速粒子冲击或者需要增加对面部的防护，应使用面罩。不建议单独佩戴面罩，应在内部同时佩戴防护眼镜或眼罩，这是为了防止飞溅物发生反弹改变方向而伤害眼部。

（2）听力防护用品分为耳塞和耳罩。应按照制造商的说明正确佩戴和更换，一般随弃式泡棉耳塞需要按照制造商要求正确揉搓、提拉耳郭后将耳塞塞入耳道。佩戴好后应进行响度测试，检查佩戴效果。响度测试就是倾听一段稳态噪声，用双手紧紧地捂住双耳，然后放开，如果耳塞佩戴良好，双耳捂住和没捂住时听到的声音大小差别应很小。随弃式泡棉耳塞的正确佩戴方法如图 7-2 所示。同时，佩戴时应注意卫生，避免引起耳道发炎等问题。应及时更换耳塞，特别是不可清洗的泡棉耳塞。耳罩的密封垫圈和衬垫也应按照制造商要求及时更换。如果满足报废条件，应及时报废。

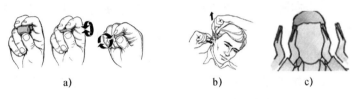

a)   b)   c)

图 7-2   随弃式泡棉耳塞的正确佩戴方法

a）正确揉搓 b）反手拉耳郭将耳塞塞入耳道 c）响度测试

（3）手部防护用品包括带电作业用绝缘手套、防寒手套、防化学品手套、防静电手套、防热伤害手套、电离辐射及放射性污染物防护手套、焊工防护手套、机械危害防护手套等。应该根据现场危害选择能够有效防御相应危害的防护手套，防护手套应符合人体工效学原理，穿戴舒适，操作灵活。在使用前，劳动者应该了解所选防护手套的防护功能、适用范围和局限性。操作转动机械作业时，禁止使用编织类防护手套。佩戴手套时，应将衣袖套入手套内或固定袖口，以防发生意外。按照相关标准要求定期进行性能检测，具体可参照《手部防护 防护手套的选择、使用和维护指南》（GB/T 29512—2013）。

188. 使用劳动防护用品要注意的问题有哪些?

（1）劳动防护用品种类众多，选择劳动防护用品时，应首先了解作业现场的环境状况、作业状况、存在的危害因素和危害程度，选择符合防护需求的防护用品类型；并结合劳动者个体差异，以及对舒适度和使用维护便利性等的要求，选择适合的防护用品型号。

（2）应对使用劳动防护用品的劳动者进行教育和培训，使其充分了解使用的目的和意义，了解各类劳动防护用品的使用环境、适用范围和局限性，并能够正确地检查、使用和维护劳动防护用品。对于结构和使用方法较为复杂的劳动防护用品，如携气式呼吸器，宜进行反复训练、定期演练，使劳动者能迅速正确地使用。用于紧急救灾的呼吸器，要日常严格检查，按照要求定期进行性能检测，并妥善存放在可能发生事故的邻近地点，便于及时使用。

（3）妥善维护保养劳动防护用品，不但能延长其使用期限，更重要的是能保障防护效果。劳动防护用品的维护保养应参照该防护用品制造商的使用说明。

（4）企业应该建立健全劳动防护用品管理制度，对于自给开路式压缩空气呼吸器等需要集中维护保养的防护用品，应由专人负责；严格劳动防护用品的使用监督管理，以保障劳动防护用品充分发挥作用。

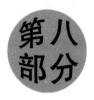

第八部分 职业病防治法律法规知识

189. 什么是《职业病防治法》宣传周?

为认真贯彻党中央、国务院关于职业病防治工作的决策部署,深入宣传贯彻《职业病防治法》,推动用人单位落实职业病防治主体责任,保障广大劳动者职业健康权益,卫生部决定从 2002 年起,将每年 4 月的最后一周作为《职业病防治法》宣传周。每年宣传周期间,卫生健康主管部门将会同人力资源社会保障、工会等有关部门和组织围绕一个主题联合开展《职业病防治法》宣传周活动。

190. 用人单位防治职业病的法定责任有哪些?

用人单位是职业病防治的责任主体,应当建立健全职业病防治责任制,加强对职业病防治的管理,提高职业病防治水平,对本单位产生的职业病危害承担责任。用人单位的主要负责人对本单位的职业病防治工作全面负责。用人单位防治职业病的法定责任如下:

(1) 建立健全职业病防治体系。用人单位应当建立责任制,设置管理机构、人员,制订计划和实施方案,建立健全规章制度、操作规程和职业卫生管理档案等。

(2) 保障职业病防治资金投入。用人单位应当保障职业病防治所需的资金投入，不得挤占、挪用用于职业病防治所需的资金。用人单位对因资金投入不足导致的后果承担责任。

（3）职业病危害申报。一是工作场所存在职业病危害因素目录所列危害因素的，应当申报；二是进行新建、改建、扩建、技术改造或者技术引进建设项目的，应当申报；三是变更申报。

（4）建设项目"三同时"。新建、扩建、改建建设项目和技术改造、技术引进项目（以下统称建设项目）可能产生职业病危害的，建设单位应当做好职业病防护设施"三同时"工作，即建设项目的职业病防护设施所需费用应当纳入建设项目工程预算，并与主体工程同时设计、同时施工、同时投入生产和使用。"三同时"工作，对于从源头防控职业病危害具有极其重要的作用。

（5）提供合格的工作环境。生产布局合理，有害与无害作业分开，工作场所与生活场所分开，高毒作业场所与其他作业场所隔离等；可能突然泄漏大量有毒物品或者易造成急性中毒的作业场所，设置自动报警装置和事故通风设施，并有效联动；可能导致急性职业损伤的有毒、有害工作场所，配置现场急救用品、冲洗设备；应急通道应保持通畅，设置应急照明设施；在醒目位置设置明显的警示标识和中文警示说明；高毒物品作业岗位在醒目位置设置明显的高毒物品告知卡与警示标识；存在放射性同位素和射线装置的场所应设置警示标识，设置安全和防护设施以及必要的防护安全联锁、报警装置或者工作信号等。

（6）日常监测、检测和评价。用人单位应设专人负责职业病危害因素日常监测，定期进行第三方检测和评价。及时整改检测、评价发现的问题，确保其符合职业卫生环境和条件的要求；如果仍然达不到要求，必须停止作业，经治理符合要求后方可重新作业。

（7）配备合格的防护设备设施。用人单位应确保职业病防护设施有效，为劳动者配发的个人职业病防护用品。对职业病防护设备、应急救援设施和个人使用的职业病防护用品维护、检修到位，确保其处于正常状态，不得擅自拆除或者停止使用。

（8）加强过程防控。对可能产生职业病危害的设备，应当在设备的醒目位置设置警示标识和中文警示说明。对可能产生职业病危害的化学品、放射性同位素和含有放射性物质的材料，其包装上应当有醒目的警示标识和中文警示说明；储存上述材料的场所应当在规定的部位设置危险物品标识或者放射性警示标识。不得生产、经营、进口和使用国家明令禁止使用的可能产生职业病危害的设备或者材料。不得将产生职业病危害的作业转移给不具备职业病防护条件的单位。

219

（9）向劳动者告知职业病危害。用人单位与劳动者订立劳动合同（含聘用合同）时，应当将工作过程中可能产生的职业病危害及其后果、职业病防护措施和待遇等内容，如实告知劳动者，并在劳动合同中写明，不得隐瞒或者欺骗。不具备职业病防护条件的单位和个人不得接受产生职业病危害的作业。

（10）组织开展职业卫生培训。一是用人单位的主要负责人和职业卫生管理人员应当接受职业卫生培训，取得相应培训合格证明。二是对劳动者进行上岗前的职业卫生培训和在岗期间的定期职业卫生培训，普及防护知识，指导劳动者正确使用职业病防护设备和个人使用的职业病防护用品。

（11）职业健康监护。一是对从事接触职业病危害作业的劳动者，应当按照规定组织上岗前、在岗期间和离岗时的职业健康检查，并将检查结果书面告知劳动者。检查费用由用人单位承担。二是不得安排未经上岗前职业健康检查的劳动者从事接触职业病危害的作业；

不得安排有职业禁忌的劳动者从事其所禁忌的作业；对在职业健康检查中发现有与所从事的职业相关的健康损害的劳动者，应当调离原工作岗位，并妥善安置；对未进行离岗时职业健康检查的劳动者不得解除或者终止与其订立的劳动合同。三是应当为劳动者建立职业健康监护档案，并按照规定的期限妥善保存。监护档案应当包括劳动者的职业史、职业病危害接触史、职业健康检查结果、处理结果和职业病诊疗等资料。

（12）职业病诊断与报告。一是应当及时安排对疑似职业病病人进行诊断；在疑似职业病病人诊断或者医学观察期间，不得解除或者终止与其订立的劳动合同。二是应当如实提供职业病诊断、鉴定所需的劳动者职业史和职业病危害接触史、工作场所职业病危害因素检测结果等资料。三是发现职业病病人或者疑似职业病病人时，应当及时向所在地卫生健康主管部门报告。确诊为职业病的，用人单位还应当向所在地人力资源社会保障部门报告。

191. 劳动者享有哪些职业卫生保护权利？

（1）受教育培训权。上岗前和在岗期间，劳动者有权得到职业卫生教育和培训。

（2）职业健康权。劳动者有权获得职业健康检查、职业病诊疗、康复等职业病防治服务。

（3）知情权。劳动者有权了解工作场所产生或者可能产生的职业病危害因素、危害后果和应当采取的职业病防护措施。①劳动者在签订劳动合同时，有权了解工作场所产生或者可能产生的职业病危害因素、危害后果和应当采取的职业病防护措施，并在劳动合同中写明。②用人单位应定期检测并公布工作场所存在的职业病危害因素。

③用人单位应提供上岗前、在岗期间和离岗时的职业健康检查结果。

④医疗卫生机构发现疑似职业病病人时，应告知劳动者本人。

（4）获得劳动保护权。劳动者有权要求用人单位提供符合防治职业病要求的职业病防护设施和个人使用的职业病防护用品，改善工作条件。

（5）检举控告权。对违反职业病防治法律、法规以及危及生命健康的行为，劳动者有权提出批评、检举和控告。

（6）拒绝冒险权。劳动者有权拒绝在没有职业病防护措施的情况下从事存在职业病危害的作业。劳动者有权拒绝违章指挥和强令的冒险作业。用人单位与劳动者签订劳动合同时，若没有将可能产生的职业病危害及其后果等告知劳动者，劳动者有权拒绝从事存在职业病危害的作业，用人单位不得因此解除或者终止与劳动者所订立的劳动合同。

（7）参与决策权。劳动者有权参与用人单位职业卫生工作的民主管理，对职业病防治工作提出意见和建议。

192. 劳动者在职业病防治中应承担的义务有哪些?

（1）学习和掌握相关的职业卫生知识，增强职业病防范意识。

（2）遵守职业病防治法律、法规、规章和操作规程。

（3）正确使用、维护职业病防护设备和个人使用的职业病防护用品。

（4）发现职业病危害事故隐患，应当及时报告等。

193. 职业病危害告知的主要方式有哪些?

职业病危害告知主要是让劳动者知道所在岗位存在的职业病危

害、防范措施等，以提高劳动者的职业病防范意识和技能水平。

在劳动合同中告知是职业病危害告知的重要方式。用人单位与劳动者订立劳动合同时，应当将工作过程中可能产生的职业病危害及其后果、职业病防治措施和待遇等如实告之劳动者，并在劳动合同中写明，不得隐瞒或者欺骗。劳动者在劳动合同续存期间变动工作岗位或者工作内容发生变化，从事的是原劳动合同中没有告知的存在职业病危害的作业时，用人单位应当向劳动者履行职业病危害告知义务。

其他职业病危害告知方式如下：通过加强职业病防治的宣传教育进行告知，通过设置公告栏告知，通过警示标识、警示说明等告知（其中，警示说明应写明职业病危害的种类、后果、预防和应急救治措施等内容），培训告知，通过印发公告、公示告知，通过设置报警装置告知等。

194. 用人单位在向劳动者发放劳动防护用品时应注意哪些事项？

（1）用人单位应为劳动者免费提供符合国家标准或行业标准的劳动防护用品。使用进口的劳动防护用品的，其防护性能不得低于我国相关标准。

（2）用人单位应当安排专项经费用于配备劳动防护用品，不得以货币或其他物品代替应当配备的劳动防护用品。

（3）用人单位应教育本单位劳动者按照劳动防护用品使用规则和防护要求正确佩戴和使用劳动防护用品。

（4）用人单位应建立健全劳动防护用品的购买、验收、保管、发放、使用、更换、报废等管理制度，并应按照劳动防护用品的使用要求，在使用前对其防护功能进行必要的检查。

（5）用人单位应到定点经营单位或生产企业购买特种劳动防护用品，购买劳动防护用品须经本单位安全技术部门验收。

195. 新录用劳动者拟从事接触职业病危害岗位应做好哪些工作？

（1）订立劳动合同。用人单位与劳动者订立劳动合同（含聘用合同，下同）时，应当将工作过程中可能产生的职业病危害及其后果、职业病防护措施和待遇等如实告知劳动者，并在劳动合同中写明，不得隐瞒或者欺骗。

（2）进行上岗前职业健康检查。对从事接触职业病危害作业的劳动者，用人单位应当按照卫生健康主管部门的规定组织上岗前的职业健康检查，并将检查结果书面告知劳动者。职业健康检查费用由用人单位承担。用人单位不得安排未经上岗前职业健康检查的劳动者从事接触职业病危害的作业。

（3）上岗前培训。用人单位应当对劳动者进行上岗前的职业卫生知识培训，督促劳动者遵守职业病防治法律、法规、规章和操作规程，指导劳动者正确使用职业病防护设备和个人使用的职业病防护用品。

196. 《职业病防治法》对劳务派遣人员有哪些保护？

劳务派遣是指劳务派遣单位招收录用劳动者后，将其派遣到用工单位实际工作的一种用工形式。劳务派遣单位与用工单位签订派遣协议，被派遣的劳动者在用工单位的指挥下工作。

《职业病防治法》第八十六条第二款规定，劳务派遣用工单位应当履行本法规定的用人单位的义务。《中华人民共和国劳动合同法》

223

（以下简称《劳动合同法》）也规定，劳务派遣单位应当履行用人单位的义务，并对劳务派遣的有关问题作出了专门规定。

依据《职业病防治法》规定，尽管劳务派遣用工单位与劳动者之间没有直接的劳动关系，但劳务派遣用工单位对本单位职工和劳务派遣工要一视同仁，应当遵守《职业病防治法》中规定的各项职业病防治义务，为被派遣劳动者提供职业卫生保护，发生职业病危害事故给劳动者造成损害的，也应当与普通用人单位一样承担相应的法律责任。

197. 劳动者怀疑有职业病应怎么办？

如果劳动者怀疑患有职业病，要尽快到已取得职业健康检查资质或职业病诊断资质的医疗机构就诊，初步判断自己所患的疾病是否与所从事的职业有关。如果不能排除职业病，需要带齐职业相关资料（应先到原工作单位取得职业史相关证明材料，主要包括经用人单位确认的职业史、职业病危害因素接触史、原工作场所职业病危害因素检测评价结果以及当地健康检查资料等），到用人单位所在地或本人居住地已取得资质认证的职业病诊断机构作进一步诊断。劳动者不要背上思想包袱，要拿起法律武器保护自己。

198. 发现疑似职业病病人的用人单位该怎么办？

发现疑似职业病病人后，用人单位应及时安排对其进行诊断；疑似职业病病人在诊断或医学观察期间的费用由用人单位承担；用人单位在此期间不得解除或终止与其订立的劳动合同。

199. 用人单位应为疑似职业病病人和职业病病人提供的服务有哪些?

疑似职业病病人和职业病病人均受法律保护。当劳动者遭受或可能遭受职业病危害时,用人单位应及时组织救治,进行职业健康检查和医学观察,所需费用由用人单位承担。当劳动者需作职业病诊断时,用人单位应如实提供有关职业卫生和健康监护等资料。

200. 劳动者与用人单位因职业卫生和劳动保护发生争议时有哪些维权途径?

劳动者与用人单位因职业卫生和劳动保护发生争议后,可以与本单位行政部门人员进行协商,也可以向本单位劳动争议调解委员会申请调解。调解不成的,可以向劳动仲裁委员会申请仲裁。劳动争议仲裁委员会不予受理或者当事人对仲裁裁决不服的,还可以向人民法院提请诉讼。

劳动者的职业健康权益受到侵害时,还可以拨打职工维权热线12351,向工会组织反映。

201. 工伤保险有什么意义?

工伤保险是一种社会保险。它有利于政府和用人单位做好职业伤害的救治及善后工作,可保障职业病病人得到及时救治和持续治疗。工伤保险直接为用人单位提供了可靠的职业病防治经济支持。工伤保险具有强制性,不管用人单位是否愿意,均应参加工伤保险。

202. 工伤保险待遇该怎样申请?

（1）确诊职业病。用人单位和有关部门应当按照诊断机构的要求，如实提供必要的资料。用人单位未在规定时间内提供职业病诊断所需资料的，职业病诊断机构可以依法提请卫生健康主管部门督促用人单位提供。

（2）申请工伤认定。职业病病人拿到职业病诊断证明后，就可以申请工伤认定。用人单位应当自职业病确诊之日起30日内为职业病病人申请工伤认定。用人单位未申请或申请超出时限，职业病病人或其近亲属也可以提出工伤认定申请，申请时间为从确诊职业病之日起1年内。

（3）医疗救治及保护。职业病病人被认定为工伤的，在工伤定点医疗机构就医，凡符合工伤保险诊疗项目目录、工伤保险药品目录、工伤保险住院服务标准的，从工伤保险基金支付。从职业病确诊之日起至工伤认定完成期间，情况紧急的也可以先到就近的医疗机构救治。《职业病防治法》规定，用人单位应当为劳动者创造符合国家职业卫生标准和卫生要求的工作和环境，并采取措施保障劳动者获得职业卫生保护。用人单位应当保障职业病病人依法享受国家规定的各项职业病待遇，必要时退出原工作岗位，妥善安置。

（4）劳动能力鉴定。劳动者患职业病，经治疗伤情相对稳定后存在残疾、影响劳动能力的，应当进行劳动能力鉴定。即职业病病人被认定为工伤后，可以进行劳动能力鉴定。劳动能力鉴定的等级为一级至十级，依据职业病病人状况鉴定为相应的等级，按照等级领取相关待遇。鉴定完成一年后，如果职业病病人病情加重，且有了新的职业病诊断，可以申请复查鉴定。

（5）享受工伤保险待遇。职业病病人可以享受各项工伤保险待遇，包括工伤医疗待遇、辅助器具配置（经劳动能力鉴定委员会确认需要配置的）、生活护理费（经劳动能力鉴定委员会确认需要生活护理的）、伤残津贴等。

203. 未签订劳动合同者能否享受职业病防治的权益？

根据《关于确立劳动关系有关事项的通知》（劳社部发〔2005〕12号）中的规定，用人单位招用劳动者未订立书面劳动合同，但同时具备下列情形的，劳动关系成立：

（1）用人单位和劳动者符合法律、法规规定的主体资格。

（2）用人单位依法制定的各项劳动规章制度适用于劳动者，劳动者受用人单位的劳动管理，从事用人单位安排的有报酬的劳动。

（3）劳动者提供的劳动是用人单位业务的组成部分。

用人单位未与劳动者签订劳动合同，认定双方存在劳动关系时可参照下列凭证：

（1）工资支付凭证或记录（职工工资发放花名册）、缴纳各项社会保险费的记录。

（2）用人单位向劳动者发放的"工作证""服务证"等能够证明身份的证件。

（3）劳动者填写的用人单位招工招聘"登记表""报名表"等招用记录。

（4）考勤记录。

（5）其他劳动者的证言等。

简单来说，如果劳动者没有与用人单位签订劳动合同，但接受用人单位指派从事职业活动，接受用人单位管理，并从用人单位领取工资，那么，劳动者与用人单位之间就建立了事实劳动关系。劳动者与用人单位一旦存在事实的雇佣关系，无论用人单位属于何种性质、属于什么经济类型、是否与劳动者签订劳动合同，劳动者均可享受职业病防治的权益。

204. 哪些情况下用人单位不得解除或终止与劳动者订立的劳动合同？

（1）劳动者因用人单位未履行职业病危害告知义务，拒绝从事存在职业病危害作业的。

（2）劳动者在离岗时没有进行职业健康检查的。

（3）劳动者疑似患职业病，在诊断或医疗观察期间。

（4）劳动者患有职业病或因工负伤并被确认丧失或部分丧失劳动能力的。

（5）劳动者患病或非因工负伤，在规定的医疗期间。

（6）女职工在孕期、产期、哺乳期内的。

存在以上情形或国家法律、行政法规规定的其他情形的，用人单位不得解除或终止与劳动者订立的劳动合同。

205. 劳动者应如何做好职业健康保护？

劳动者是自己健康的第一责任人，应倡导健康的工作方式，树立职业健康意识，争做职业健康达人，可通过以下方式积极预防职业病：

（1）上岗前，劳动者要与用人单位签订劳动合同。

（2）遵守用人单位的职业卫生岗位操作规程或其他安全规程。

（3）作业时，坚持正确使用职业病防护用品，如防尘口罩、防噪声耳塞等。

（4）及时参加用人单位组织的职业健康检查，按体检机构要求及时复查相关异常项目。

（5）发现身体出现可能与职业有关的疾病或异常，应及时到专业机构进行检查或咨询。

（6）积极参加用人单位开展的职业病防治知识培训，或通过媒体、网络学习职业病防治知识，提高自我保护意识。

206. 女职工禁忌从事的劳动范围有哪些？

用人单位应当遵守《女职工劳动保护特别规定》的规定，将本单位属于女职工禁忌从事的劳动范围的岗位书面告知女职工。女职工禁忌从事的劳动范围如下：

（1）矿山井下作业。

（2）体力劳动强度分级标准中规定的第四级体力劳动强度的作业。长期从事重体力劳动，特别是搬运重物时，由于腹压增高，盆腔内生殖器官受压发生移位，可引起子宫后倾、子宫下垂，严重者可发生子宫脱垂等。第四级体力劳动强度属于极重劳动。

（3）每小时负重 6 次以上、每次负重超过 20 kg 的作业，或者间断负重、每次负重超过 25 kg 的作业。

207. 女职工在经期禁忌从事的劳动范围有哪些？

（1）冷水作业分级标准中规定的第二级、第三级、第四级冷水作业，见表 8-1 中灰色部分。水的导热系数比空气大 20 多倍。同温度条件下，接触水比接触空气的体热损失快，肢体容易受冷。女职工在经期对寒冷反应较敏感，尤其是肢体末梢对寒冷的耐受力下降。当女职工接触冷水作业时，应当加强冷防护措施。

表 8-1　　　　　　　　冷水作业分级

冷水作业时间率/%	冷水温度/℃					
	≤12	<10	<8	<6	<4	<2
≤25	I	I	I	II	II	III
>25	I	I	II	II	III	III
>50	I	II	II	III	III	IV
>75	II	II	III	III	IV	IV

注：凡遇作业环境平均气温等于或小于 5 ℃的作业，应在本标准的基础上相应提高一级。

（2）低温作业分级标准中规定的第二级、第三级、第四级低温作业，见表 8-2 中灰色部分。凡在寒冷季节从事室外作业或在室内无采暖或有冷源设备的低温条件下作业，均属低温作业。低气温下，女性皮肤血管收缩，同时内脏瘀血，可致使经期的症状（如痛经）加重。因此，在寒冷作业环境中工作的女职工，患痛经及白带多者较多。故女职工于经期不适于参加低温作业。

表 8-2　　　　　　　　低温作业分级

低温作业时间率/%	温度范围/℃					
	≤5	<0	<-5	<-10	<-15	<-20
≤25	I	I	I	II	II	III
>25	I	I	II	II	III	III
>50	I	II	II	III	III	IV
>75	II	II	III	III	IV	IV

注：凡低温作业地点空气相对湿度平均大于或等于 80%的工种，应在本标准基础上提高一级。

（3）体力劳动强度分级标准中规定的第三级、第四级体力劳动强度的作业，见表 8-3 中灰色部分。体力劳动强度指数计算方法见

《工作场所物理因素测量　第10部分：体力劳动强度分级》（GBZ/T 189.10—2007），也可按照常见职业体力劳动强度分级（见表5-2）进行简单分级。

表8-3　　　　　体力劳动强度分级

体力劳动强度级别	劳动强度指数（n）
I	$n \leqslant 15$
II	$15 < n \leqslant 20$
III	$20 < n \leqslant 25$
IV	$n > 25$

（4）高处作业分级标准中规定的第三级、第四级高处作业，见表8-4中灰色部分。

表8-4　　　　　高处作业分级

分类法	高处作业高度（h_w）/m			
	$2 \leqslant h_w \leqslant 5$	$5 < h_w \leqslant 15$	$15 < h_w \leqslant 30$	$h_w > 30$
A	I	II	III	IV
B	II	III	IV	IV

208. 女职工在孕期禁忌从事的劳动范围有哪些？

（1）作业场所空气中铅及其化合物、汞及其化合物、苯、镉、铍、砷、氰化物、氮氧化物、一氧化碳、甲醛等有毒物质浓度超过职业接触限值的作业。

（2）从事抗癌药物、己烯雌酚生产，接触麻醉剂气体等的作业。

（3）非密封源放射性物质的操作，核事故与放射事故的应急处置。

（4）高处作业分级标准中规定的高处作业。

（5）冷水作业分级标准中规定的冷水作业。

（6）低温作业分级标准中规定的低温作业。

（7）高温作业分级标准中规定的第三级、第四级的作业，见表8-5中灰色部分。

表8-5　　　　　　　　　高温作业分级

劳动强度	接触高温作业时间/min	WBGT 指数/℃						
		29~30 (28~29)	31~32 (30~31)	33~34 (32~33)	35~36 (34~35)	37~38 (36~37)	39~40 (38~39)	≥41 (≥40)
I（轻劳动）	60~120	I	I	II	II	III	III	IV
	121~240	I	II	II	III	III	IV	IV
	241~360	II	II	III	III	IV	IV	IV
	≥361	II	III	III	IV	IV	IV	IV
II（中劳动）	60~120	I	II	II	III	III	IV	IV
	121~240	II	II	III	III	IV	IV	IV
	241~360	II	III	IV	IV	IV	IV	IV
	≥361	III	III	IV	IV	IV	IV	IV
III（重劳动）	60~120	II	II	III	III	IV	IV	IV
	121~240	II	III	III	IV	IV	IV	IV
	241~360	III	III	IV	IV	IV	IV	IV
	≥361	III	IV	IV	IV	IV	IV	IV
IV（极重劳动）	60~120	II	III	III	IV	IV	IV	IV
	121~240	III	III	IV	IV	IV	IV	IV
	241~360	III	IV	IV	IV	IV	IV	IV
	≥361	IV	IV	IV	IV	IV	IV	IV

注：括号内 WBGT 指数值适用于未产生热适应和热习服的劳动者。

（8）噪声作业分级标准中规定的第三级、第四级的作业，见表8-6和表8-7中灰色部分。

表 8-6   噪声作业分级

分级	等效声级 $L_{EX.8h}/dB$	危害程度
I	$85 \leqslant L_{EX.8h} < 90$	轻度危害
II	$90 \leqslant L_{EX.8h} < 94$	中度危害
III	$95 \leqslant L_{EX.8h} < 100$	重度危害
IV	$L_{EX.8h} \geqslant 100$	极重危害

注：表中等效声级 $L_{EX.8h}$ 与 $L_{EX.W}$ 等效使用。

表 8-7   脉冲噪声作业分级

分级	声压峰值/dB			危害程度
	$n \leqslant 100$	$100 < n \leqslant 1\,000$	$1\,000 < n \leqslant 10\,000$	
I	$140.0 \leqslant n < 142.5$	$130.0 \leqslant n < 132.5$	$120.0 \leqslant n < 122.5$	轻度危害
II	$142.5 \leqslant n < 145$	$132.5 \leqslant n < 135$	$122.5 \leqslant n < 125.0$	中度危害
III	$145 \leqslant n < 147.5$	$135.0 \leqslant n < 137.5$	$125.0 \leqslant n < 127.5$	重度危害
IV	$n \geqslant 147.5$	$n \geqslant 137.5$	$n \geqslant 127.5$	极重危害

注：n 为每日脉冲次数。

（9）体力劳动强度分级标准中规定的第三级、第四级体力劳动强度的作业。

（10）在密闭空间、高压室作业或者潜水作业，伴有强烈振动的作业，或者需要频繁弯腰、攀高、下蹲的作业。

209. 女职工在哺乳期禁忌从事的劳动范围有哪些?

（1）孕期禁忌从事的劳动范围的第一项、第三项、第九项。

（2）作业场所空气中锰、氟、溴、甲醇、有机磷化合物、有机氯化合物等有毒物质浓度超过职业接触限值的作业。

210. 职业病危害因素对女性生殖功能的影响有哪些?

（1）噪声可使女性出现中枢神经系统功能失调，进而导致内分泌机能紊乱，出现月经量过多或过少、痛经等症状。另外，噪声对子代的智力发育、听觉发育也有一定影响。

（2）长期从事高温作业可能影响生殖功能。

（3）女职工长期从事低温作业可出现痛经和白带增多等症状。

（4）全身振动对女职工的影响主要表现为经期延长、经量增多和痛经。长期接触全身振动还会加剧盆腔炎症，引起子宫等盆腔内器官移位，增加孕妇的自然流产率。

（5）电离辐射可引起生殖细胞损伤，使胚胎发育不良，死胎或出现各种畸形，如小头症和智力低下等。我国现行卫生标准规定，放射工作单位不得安排怀孕的职工参与应急处理和有可能造成职业性内照射的工作。哺乳期职工在其哺乳期间应避免接受职业性内照射。

（6）非电离辐射的影响多表现为月经紊乱和性机能减退。例如，高频作业女职工可出现月经周期延长或缩短、经量增多等症状。怀孕的女职工接触高频电磁场容易发生妊娠高血压综合征、自然流产等。

（7）有些化学物质对健康的影响表现为月经失调。目前已知的化学物质，如苯、甲苯、二硫化碳、三硝基甲苯、有机磷农药、硒、甲醛等，可使月经周期延长或缩短，甚至闭经。

（8）有些化学物质具有胚胎毒性，可损伤卵细胞，抑制受精，导致不孕，或使胚胎发育异常引起胎儿畸形。

211. 用人单位禁止安排未成年工从事的劳动有哪些？

根据《未成年工特殊保护规定》第三条之规定，用人单位不得安排未成年工从事以下范围的劳动（因部分标准进行了修订，可等效采纳新标准执行）：

（1）《生产性粉尘作业危害程度分级》中第一级以上的接尘作业［《工作场所职业病危害作业分级　第1部分：生产性粉尘》（GBZ 229.1—2010）中Ⅰ级（轻度危害作业）以上的接尘作业］。

（2）《有毒作业分级》中第一级以上的有毒作业［《工作场所职业病危害作业分级　第2部分：化学物》（GBZ 229.2—2010）中Ⅰ级（轻度危害作业）以上的有毒作业］。

（3）《高处作业分级》中第二级以上的高处作业［《高处作业分级》（GB/T 3608—2008）中Ⅱ级以上的高处作业］。

（4）《冷水作业分级》中第二级以上的冷水作业［《冷水作业分级》（GB/T 14439—1993）中Ⅱ级以上的冷水作业］。

（5）《高温作业分级》中第三级以上的高温作业。

（6）《低温作业分级》中第三级以上的低温作业［《低温作业分级》（GB/T 14440—1993）中Ⅲ级以上的低温作业］。

（7）《体力劳动强度分级》中第四级体力劳动强度的作业［《工作场所有害因素职业接触限值　第2部分：物理因素》（GBZ 2.2—2007）中第Ⅳ级体力劳动强度的作业］。

（8）矿山井下及矿山地面采石作业。

（9）森林业中的伐木、流放及守林作业。

（10）工作场所接触放射性物质的作业。

（11）有易燃易爆、化学性烧伤和热烧伤等危险性大的作业。

（12）地质勘探和资源勘探的野外作业。

（13）潜水、涵洞、涵道作业和海拔3 000 m以上的高原作业（不包括世居高原者）。

（14）连续负重每小时在6次以上并每次超过20 kg，间断负重每次超过 25 kg 的作业。

（15）使用凿岩机、捣固机、气镐、气铲、铆钉机、电锤的作业。

（16）工作中需要长时间保持低头、弯腰、上举、下蹲等强迫体位和动作频率每分钟大于 50 次的流水线作业。

（17）锅炉司炉。